情緒療癒

芳香療法聖經

MIHO SHIKIE

色映みほ

前　言

　　「色彩」充斥在我們日常生活中。似乎在生活中隨處可見，但是其實它對我們發出了許多的訊息。

　　如果問：「你會被什麼顏色吸引呢？」這個問題，會因為不同人、還有當時的心情不同而得到各式各樣的答案。從一件衣服來看，可能會因為是自己最喜歡的顏色所以忍不住買下它，或是以前常穿但是現在幾乎沒在穿的顏色，又或是心中憧憬的顏色但卻穿不出它的韻味，也可能是買了很久但是卻不太常穿的顏色，還有現在最想穿在身上的顏色……等。衣櫥裡的衣服有各式各樣的顏色，但是各位曾經思考過為什麼自己會買那個顏色的衣服嗎？在那之中，其實就隱藏了瞭解你自己的第一步。

　　「香氣」與色彩一樣充斥在我們身邊。而芳香療法是近年來非常受到矚目的，所謂的芳香療法就是使用香氣的療法，又簡稱為芳療。

　　芳香療法能夠引發非常美好的心理作用。香氣這種刺激可以從鼻子直接傳遞到腦部的大腦邊緣系統部位，所以可以直接深入到我們的意識深處，因此能讓人感覺到「喜歡」

「舒服」的香氣，具有非常深層的療癒作用。

本書結合了色彩療法的色彩訊息和芳香療法的香氣心理作用，利用色彩和香氣的相乘效果提供各位作為自我療法的參考。

我認為搭起色彩和香氣世界的橋梁，並且更深層地療癒人們的煩惱，這件事是我畢生的志業。利用色彩和香氣的力量塑造正向的生活方式，你要不要也來實踐看看呢？

色映みほ

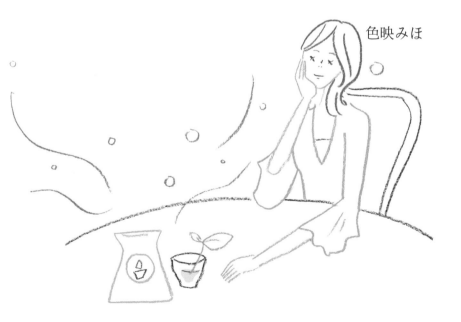

Chapter 1
色彩訊息將會帶給你幸福！
利用 8 個顏色重新審視自己的心理測驗

Chapter 2
從色彩指引出的專屬療癒香氣！
50 種精油指南

Chapter 3
從色彩知道你需要的自我療法！
176 種針對不同情緒的香氣配方

在開始芳香療法之前，請務必仔細閱讀下列事項

　　芳香療法並非醫療行為，精油也不是醫療藥物。使用精油時請務必仔細閱讀注意事項並且正確地使用。

　　懷孕中的婦女、病情嚴重的人、有健康上疑慮的人，請先跟醫療機關的醫師或專家討論之後，再安全地使用精油。

　　另外，精油有引起火災的可能性，使用時請注意火燭。若是將沾上精油的布料放入烘衣機的話，可能會導致布料燃燒。

　　如因實踐本書裡介紹的芳香療法或是使用精油而產生問題時，本書的作者及出版社一概無法負責。

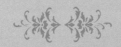

Chapter 1

色彩訊息將會帶給你幸福！

利用8個顏色
重新審視自己的心理測驗

你選擇的顏色會表現出你的本質！

先利用色彩學的兩個心理測驗深度分析你自己吧。

色彩療法是利用色彩探索自己

各位會不會覺得如果能用自己喜歡的顏色來深度了解自己的話會很有趣呢？

「靈性彩油療法」是利用美麗的雙層平衡油一邊接受諮商一邊探索自己內心的色彩療法。藉由靈性彩油可以逐步地了解各項有關自己的事情，像是自己的人格或是情感模式等，這種療法就好像是魔法一樣。

如同寶石般的瓶子出現在眼前時，色彩就會為我們解放沉睡在意識深處的自己，並且解開隱隱約約覺得該是如此的事情、能回答得出來但是想要知道背後理由事情的謎底。

脈輪理論和色彩心理學的組合

想要立刻在各位讀者的面前擺上靈性彩油的瓶子應該是很難做到吧。因此本書裡利用了支撐色彩療法的**脈輪理論**的概念。

脈輪理論認為人類的身體裡有被稱為「脈輪」（Chakra）的七種能量中心，這些能量中心就像是電視或廣播的頻率，各自具有固定的波動，顏色也是各自具有不同的波動，並且和各種脈輪的波動一致。這也就是說，**你選擇的主宰顏色是帶有與其對應的脈輪能量所蘊含的意義。**

另一方面，在心理學的世界裡累積了數千、數萬個的個案研究，藉此將人的人格傾向分類並且加以分析。分析時使用「色彩」這個道具的心理學就稱為**色彩心理學**，其成果已經被運用在時尚、廣告、和設計的世界裡。

在本章裡藉由結合了脈輪理論和色彩心理學的心理測驗，來幫助你探索自己。請各位在閱讀本書時透過色彩來品味、了解真正自己的喜悅。

利用兩個心理測驗找出你的主宰顏色

那麼我們就用兩個方法實際確認自己具備哪一種主宰顏色吧。

首先是**使用右腦的直覺測驗**。在只屬於自己的房間裡，請參考色彩範例，分別選出窗簾和沙發的顏色。

接下來是**使用左腦的心理分析測驗**。請確認符合你的性格、思考方式、行為模式的項目。

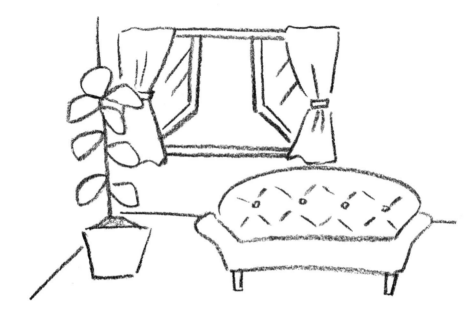

　　你現在位於的房間和插畫一樣，這個空間只屬於你一個人所以你可以自由放鬆心情。接下來，請問什麼顏色的窗簾和沙發適合這間房間呢？請用你的直覺從以下的八個顏色當中選出這兩者的顏色，窗簾和沙發可以是相同的顏色。

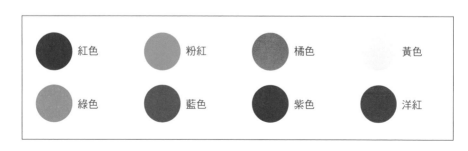

選顏色時請注意以下重點

*窗簾和沙發的顏色一定要從八個顏色裡面選出

就算覺得比範例還要淡一點、深一點的顏色比較好看，結果還是相同的，所以請從八個顏色裡面選出和想像最貼近的顏色。

*請選擇白色和黑色以外的顏色

白色是想要以全新的自己重新出發時會想要選擇的顏色；黑色則是需要面對自己的內心並整理思緒時會想要選的顏色。真正的你應該是以別種顏色在主宰生活，所以目前可能還不需要這兩個顏色。就算感覺範例顏色是次要的顏色也沒關係，請從這八個顏色裡面做選擇。

*選擇時請不用思考太多

請不要思考「在現實中根本沒有賣這種顏色的沙發」等問題，以自己想要坐坐看、擺飾在房間裡看看的感覺為主要理由來選擇。

*答案並不會一直相同

進行這個測驗時，並不一定每一次都會選擇相同的顏色。如果總是選擇相同顏色的話，就代表了那個顏色精確地表現出你自己，不過顏色依照心情而有所改變時，就把這當作是現在的你所需要的主宰顏色即可。

	窗簾的顏色	沙發的顏色
選擇的顏色：	_____	_____

　　接下來請配合下一頁的心理分析測驗，你可以更多方面地了解自己。

　　想要知道選擇的顏色隱含什麼訊息的人可以先直接跳到第 20 頁看相關解說。

心理分析測驗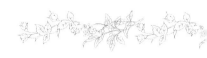

八個顏色類型裡各有二十個確認項目。請勾選你覺得符合自己的項目，並且分別統計各種類型的數量。

紅色類型　　　　　　　　　　勾選項目＿＿＿＿ 個

☐ 你覺得你是屬於有體力的人

☐ 你覺得和家人的關係比其他事情都要重要

☐ 你常被人說很重感情

☐ 個性偏向大哥型、大姊型

☐ 擁有自己的店或是公司是你的夢想

☐ 有時候會沒耐心又容易生氣

☐ 不擅於依賴別人、自己完成所有事情比較輕鬆

☐ 你是屬於不認輸、有對手的話比較容易燃起鬥志的類型

☐ 不惜貸款也要買下自己想要的東西

☐ 如果有三百萬元的話會想要成立公司或是買間房子

☐ 戀愛時是屬於自己主動出擊的類型

☐ 討厭被人指使

☐ 常常沒考慮清楚就先採取行動

☐ 喜歡績效會反應在收入的工作，像是業務或販售等職務

☐ 選擇結婚對象時會很在意學歷、收入、家庭組成等條件

☐ 有一個人也能過能很好的自信

☐ 行程表幾乎每天都是滿的

☐ 有自我主張很強烈的地方

☐ 馬上就會看穿其他人的缺點和弱點

☐ 對於浪漫又優雅的事物沒什麼興趣

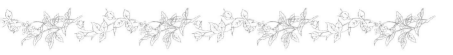

整體解說請見 P.20。

色彩類型的整體解說請見 P.22 之後的內容。

粉紅類型　　　　　　　　勾選項目＿＿＿＿個

☐ 你希望自己總是很親切、溫柔待人

☐ 你常被人問路

☐ 非常喜歡可愛的物品

☐ 喜愛甜點勝過配菜

☐ 認為被人所愛是人生最幸福的事情

☐ 覺得自己更適合家務、帶小孩；較不適合在家庭外工作

☐ 認為對女性來說最重要的還是外表

☐ 有養寵物（或是想要養寵物）

☐ 很難自己決定大事情

☐ 喜歡接待客人、服務業等會跟人接觸的工作

☐ 戀愛時是屬於等待對方開口的類型

☐ 戀愛時通常都是被對方牽著走

☐ 生長於女生多的家庭，或者是畢業於女子高中、女子大學

☐ 不論是好是壞都常常會意識到母親的看法

☐ 不曾想過要自己一個人生活看看

☐ 很擅長跟年長的人或是小朋友相處

☐ 不太在意結婚對象的條件，只要彼此相愛就行了

☐ 可能會被人覺得自己很愛做夢

☐ 覺得在現實中光靠自己一個人生活會很辛苦

☐ 不論自己或別人都同意自己「很會撒嬌」所以覺得自己很受年
　紀比自己大的人歡迎

心理分析測驗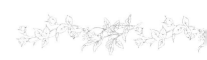

整體解說請見 P.20。

色彩類型的整體解說請見 P.22 之後的內容。

橘色類型　　　　　　　　勾選項目＿＿＿＿ 個

☐ 非常喜歡有趣、熱鬧的事物

☐ 屬於不太嚴肅思考事情的類型

☐ 喜歡跟同事或朋友在一起，獨處時會覺得時間過得很慢

☐ 如果對某件事情有興趣就會完全地沉迷

☐ 屬於社交型的人也很善於跟人相處

☐ 覺得自己的流行品味很不錯

☐ 喜歡以團體方式達成目的

☐ 覺得自己是個貪吃鬼

☐ 覺得沒有手機的話自己會活不下去

☐ 喜歡能帶給人快樂和興奮的工作

☐ 想要跟不同的人快樂地相處在一起，就算戀愛期間很短也沒關係

☐ 喜歡會讓人覺得很帥氣的工作或是嗜好

☐ 目前還是被過去的衝擊或煩惱所影響

☐ 真要說的話，很不擅長直接面對自己人生的黑暗面

☐ 常被別人說自己是個正面思考的人

☐ 因為個性很開朗所以覺得自己有些地方很像小孩子

☐ 總是覺得未來充滿了光明

☐ 很少專注在一件事情上，總是不停地轉移興趣

☐ 總是會忍不住要求結婚對象的外貌和家世

☐ 覺得人們要互相幫助共同生活在一起

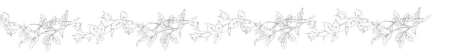

整體解說請見 P.20。

色彩類型的整體解說請見 P.22 之後的內容。

黃色類型　　　　　　　　勾選項目＿＿＿＿個

□擅長教人

□覺得自己是個會講話又有幽默感的人

□學生時代時的成績非常優秀

□就算出了社會還是能感受到學習新事物的喜悅

□被周圍的人認為跟自己在一起很快樂

□喜歡決定好目標之後就努力達成，例如考取證照等

□不喜歡稱謂附屬他人（如：○○的媽媽）

□覺得自己很堅持要做自己

□比起跟團旅行更喜歡自助旅行

□戀愛對象是能夠滿足自信求知好奇心的人最理想

□不斷地精進嗜好的結果，最後導致嗜好變成自己的工作

□常覺得自己很幸運

□雖然對外表現得很有自信，但是其實內心有許多的不安

□喜歡的工作類型是將自己吸收的知識傳遞給其他人的工作

□負面的妄想總是會越滾越大，很容易為了未來的事情操煩

□會不小心使用沒有惡意但卻很直接的說法

□覺得不需要勉強自己結婚

□將自己的生活方式擺在第一，不在意成為頂客族或侯鳥家庭

□到最後還是會覺得自己應該是最棒的吧

□對於各種療法都很有興趣也會嘗試看看

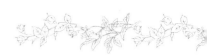

心理測驗 2 | 心理分析測驗

整體解說請見 P.20。

色彩類型的整體解說請見 P.22 之後的內容。

綠色類型　　　　　　　　勾選項目＿＿＿＿個

□常常會有人找你商量事情

□能夠體諒想法和自己不同的人

□常被人說是個厚道又有協調性的人

□幾乎沒有在別人面前展現過憤怒

□覺得人生要平穩安定比較好

□不論是工作還是嗜好都不太引人注目

□屬於家庭優先於工作的類型

□有時候會不了解自己真正的心情

□如果可以的話，希望有人能代替自己決定事情

□很難決定要點菜單上的哪道菜或是哪種飲料

□會羨慕其他人的人生

□雖然想要保持自己的步調，實際上卻很難做到

□戀愛時安穩的相處情形比內心的悸動更重要

□不會想要強迫自己消耗能量

□喜歡有自然和植物的環境

□覺得自己是個沒有什麼特別優點的人

□如果沒有任何刺激就不會開始嘗試新事物

□婚姻是在人生中給予安定避風港的存在

□相敬如賓的夫妻關係比卿卿我我的夫妻關係還要理想

□如果有來世的話，想要過著奢華的人生看看

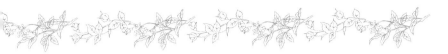

整體解說請見 P.20。

色彩類型的整體解說請見 P.22 之後的內容。

藍色類型　　　　　　　　勾選項目＿＿＿＿個

□ 跟人見面時通常是擔任傾聽者

□ 屬於無法拒絕自己不喜歡事情的類型

□ 總是在思考自己能為眾人或社會做什麼

□ 喜歡看書

□ 偶而會覺得跟人見面很疲憊

□ 覺得自己硬被別人冠上爛好人這個詞

□ 對自己來說，一個人安靜地度過的時間是有其必要的

□ 認為自己是個和平主義者

□ 覺得人類出生時是一個人，死亡時也是一個人

□ 在內心裡有個總是冷靜判斷事情的自己

□ 戀愛時重視對方的性格和價值觀更勝於兩人間的情感

□ 覺得自己不太有體力、代謝也比較差

□ 只要瞭望海洋或天空心情就會穩定下來

□ 覺得為了人際關係操勞很麻煩

□ 覺得自己屬於責任感強且認真的類型

□ 無法丟掉應該不會用到的紙袋和衣服

□ 屬於不太擅長表現自己情感的類型

□ 希望跟結婚對象形成對等的伴侶關係

□ 善於默默觀察其他人正在做的事情

□ 發生問題時，屬於想要自己一個人充分考慮並且解決問題的類型

心理分析測驗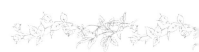

整體解說請見 P.20。

色彩類型的整體解說請見 P.22 之後的內容。

紫色類型 　　　　　勾選項目＿＿＿＿個

□ 曾經被人說自己很奇怪

□ 對於音樂或藝術的世界充滿興趣

□ 覺得自己的性格很複雜

□ 有感受性強、容易受傷的部分

□ 覺得能夠真正理解自己的人很少

□ 具備熱情積極的一面和理性冷靜的一面這兩個面向

□ 會忍不住期待沒有結果的戀情或是充滿阻礙的戀情

□ 被人說自己都是看心情做事

□ 喜歡美麗優雅的事物

□ 覺得自己具有較多的奉獻心情和慈悲之心

□ 屬於喜歡占卜的類型

□ 會不小心陷入看不到未來的戀情中

□ 覺得自己是屬於自尊心強的類型

□ 只要心情一消沉就會覺得自己像是悲劇裡的主角一樣

□ 會有不曾注意到的人跑來跟自己說話

□ 帶有秘密主義的傾向

□ 有時候會很難控制自己的情感

□ 有時候會覺得自己在扮演別人的角色

□ 結婚之後還是會一直想要追求夢想和浪漫

□ 有時候會因為現實的不如意而心生逃避的想法

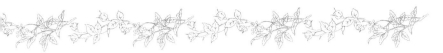

整體解說請見 P.20。

色彩類型的整體解說請見 P.22 之後的內容。

洋紅類型　　　　　　　　　勾選項目＿＿＿＿ 個

☐ 想要幫助人的想法很強烈

☐ 很容易太過顧慮其他人而把自己的事情擺在後面

☐ 最大的喜悅是來自別人的感謝

☐ 只要一投入某件事情就會看不到周圍的情況

☐ 覺得日常生活中的小小景色很美

☐ 比起自己所擁有的東西更容易注意到自己沒有的東西

☐ 不論是工作還是私底下都傾向追求完美

☐ 想要過著物質和精神生活都很豐富的人生

☐ 因為很細心所以被人認為是很一絲不苟的人

☐ 戀愛時是屬於不求回報、為對方付出一切的類型

☐ 會因為太過照顧喜歡的人而讓對方老是依賴自己

☐ 覺得自己是屬於美感意識很強烈的人

☐ 相信神或是天使等肉眼看不見的存在

☐ 看到有困難的人時無法置之不理

☐ 強烈地希望自己對別人來說是不可或缺的人

☐ 偶而會覺得自己好像被別人利用而成了犧牲者

☐ 因為自己是屬於愛照顧人的好太太類型，所以結婚對象有大男人
　 主義也沒關係

☐ 有自信能夠兼顧家務、工作和興趣

☐ 除了照顧人以外，無法善用自己的時間

☐ 對志工或是奉獻活動有興趣

19

傾聽色彩傳達出來的訊息

兩項心理測驗結果所顯示的色彩，隱藏著對你有所幫助的許多提示。

由直覺測驗結果得到的解答

使用右腦的直覺測驗中，可以知道「目前你最需要的顏色」是什麼。

從外側能夠清楚看到的窗簾顏色就是你的表層意識，也就是你自己認為可以表現自我的顏色、對外表達自我時的主要色彩，同時也表示了從其他人的角度容易認為你是怎麼樣的一個人。

從外側無法窺見、同時也是放鬆空間象徵的沙發顏色，則是你的潛意識，也就是深層心理追求的色彩。這可能是只讓家人或是關係親近的人看到的自己，也可能會是連自己也都不太清楚、不常在日常生活中表現出來的一面。這是個不會被周圍的環境所影響、不斷地在你內心裡面閃耀的顏色。

請閱讀 P.22 之後的解說，了解你的表層意識和潛意識各自需要的顏色代表了什麼，並理解那個顏色象徵的主要意義。

此外，將你目前所需要的顏色帶入到日常生活中吧。這樣可以讓你每一天過得更加滿意。

請將表層意識想要的顏色，用在外出時的服飾搭配和化

妝上；潛意識想要的顏色則是帶入房間室內裝潢裡，陪伴你度過私人時間。

不過，心裡追求的顏色會改變，所以建議各位把顏色帶入生活時，可先從容易替換的小物品(化妝包或是手機吊飾、雨傘、牙刷、枕頭套、花等)開始。

由心理分析測驗得到的解答

使用左腦的心理分析測驗中，可以知道「代表你人格類型的顏色」。

勾選最多次的顏色類型，最有可能反映出你人格。請閱讀 P.22 之後的解說，理解那個顏色所象徵的人格特質和主要特色，其中一定會包含了有用的線索。

此外，**建議將代表你人格類型的顏色，帶入會長久使用的物品或是面積較大的室內裝潢裡。**請選擇此顏色的窗簾或床單、衣服等。

各項色彩種類的解說請見下列的頁數：

● 紅色→ P.22　● 粉紅→ P.24　● 橘色→ P.26

○ 黃色→ P.28　● 綠色→ P.30　● 藍色→ P.32

● 紫色→ P.34　● 洋紅→ P.36

色彩訊息
紅色

海底輪：
掌管肉體所需的生命能源

充滿生命力的大地能量

主宰：自我覺醒的感覺、強韌和自我犧牲

　　紅色給我們最強烈的訊息是「自我覺醒的感覺」。各位實際盯著這個顏色看之後，會不會有腦細胞迅速活化、思緒越來越清晰的感覺呢？這是因為紅色代表對某件事情覺醒並且付諸行動的能量。這股強烈的能量流動並非是我們對其他事物的反應或是反彈，而是如同自我察覺、重新振作、用自己的意志確實腳踏實地展開行動一般，有嶄新的事物從內在覺醒的感覺。

　　紅色是生命的象徵亦是血的顏色，是為了生存不可或缺的存在，小嬰兒最先看到的顏色也是包圍自己的血流顏色。小嬰兒自出生到這世上的那一瞬間起，就不再被守護在母親的肚子裡面，而是要為了生存哭泣吼叫，由自己展開行動。這種行動力大概就是紅色這個顏色所展示出的意義吧。此外，蠟燭的火焰也象徵著紅色的能量，雖然會給人溫暖和純粹的感覺，但是觸碰火焰的話會因為熱度而灼傷自己。而且蠟燭是一邊消耗自己，一邊燃燒出火光，所以也帶著總有一天會燃燒殆盡這樣的自我犧牲形象。紅色就是蘊含了此種光明、溫暖、危險等感覺的顏色。

人格：充滿活力且用情至深的行動派

選擇紅色的人充滿了行動力、專注力和體力。只要一想到什麼事情就會立刻付諸行動，不論是工作還是交涉都會充滿活力地完成。因為具有強烈的領導特質，所以很重情重義也很善於照顧人，也很容易被周圍的人當做大哥、大姊來依賴。不會因被不安感所侷限而變得慎重，通常都會看準時機並以踏實的方式來思考事情，所以具有在短時間內達到具體成果的才能。

這種類型的人還具有為了守護某樣事物而犧牲自己的情懷，是越身處在逆境越能燃燒鬥志並且激發勇氣和生存精神的人。在重視上下關係的體育體制裡面，選擇紅色的人也很多。

傾向：如同火焰般的熱情和攻擊性

紅色類型的人具有如同火焰一樣的熱情，能夠給予人們勇氣和能量。相反地，若是遇到對方不接受自己的熱情或是對方誤會自己時，就會湧現「我都為了你付出了這麼多，你為什麼就是不明白呢！」這樣的憤怒或不滿情感。此種情感往往帶有一廂情願，覺得自己開心的事情，對方應該也會感覺開心；再加上把感情堆積在內心深處也會讓這類型的人感到欲求不滿，所以很容易產生攻擊對方的行為。

紅色類型的人應該要多留心注意這些事情：放開自己的一廂情願、尊重對方的感受方式，同時在傾注熱情時不期待對方的回報。

色彩訊息
粉紅

心輪：
掌管提升感受性的愛情與美感

充滿愛情和溫柔的女性能量

主宰：無條件的愛、包容一切的溫柔

粉紅色是具有「無條件的愛情能量」的顏色。無條件的愛如同母親傾注在孩子身上那種不求回報、包容孩子一切的愛情。粉紅色是在紅色染上一層光之後，成為意識更加強烈的顏色，並且進化為能夠把紅色的熱情之愛穩穩包覆住的愛。此種愛情並非是搶奪之愛而是付出之愛，就像以下類型的愛：能夠體諒對方且不在意自己損失獲得的愛、就算在不如意的情況下依舊能包容對方一切的愛、能一併包容自己的缺點和討厭的地方並且接受自己的愛……。

粉紅色是比其它的顏色都要來得輕柔溫暖的顏色。用甜點的顏色來舉例的話，用在軟綿綿的棉花糖和蛋糕上的粉紅色，會不會讓各位覺得很可愛，而且光看就會覺得很開心呢？此外，粉紅色也是子宮的顏色，象徵著接受新的生命泉源並且加以養育、守護的溫暖女人味。而且有很多花的顏色也是粉紅色，像是華麗又惹人憐愛的玫瑰花或是蘊含了纖細美感和強韌的櫻花。

粉紅色是能讓人感受到愛情、溫柔和美麗的顏色。大概就是因為這樣，粉紅色就像是綻放在這個充滿殺伐的現實社會中的一朵花，能夠放鬆人們的心情並且加以包容。

人格：具備充滿愛情的豐沛包容力和感受性的人

選擇粉紅色的人充滿著柔和的魅力。溫柔爽朗又善於與人相處，你的笑容可以讓周圍的人感到放鬆，你不但直率無邪又喜歡照顧人，還很擅於小小的貼心之舉。因為你愛撒嬌又怕寂寞，所以傾向和人一起做些事情勝於獨處。這類型的人不管到了幾歲都還是很喜歡可愛的東西和充滿浪漫氣息的東西，所以更容易選擇外觀或設計可愛的物品而較不在意物品的實用性。因為是此類型的人感受性很強，所以應該也會喜歡能夠引起感官反應的療癒系產品。

粉紅類型的人來說愛情是人生的主要重點，所以總是能給予周圍人們大量的愛。

傾向：因為情感纖細而對愛情感到不安

粉紅類型的人多是充滿愛和溫柔、個性又纖細的人，也因此對於愛的渴求比其他人還要強烈，很容易抱持對愛情的不安和也容易感受到內心受傷。因為重視對方勝於自己，所以很在意對方是怎麼看待自己，容易養成就算忍耐也要配合對方的態度，或是常常想要確認對方的愛意。在內心深處常常因「我有被人愛的價值嗎？」這個問題感到不安，此原因可能源自於心中缺乏自信或是有心理情結。請先接受、喜愛現在的自己同時珍惜自己的感情吧。

色彩訊息
橘色

召喚喜悅和活力的能量

主宰：互相連結的喜悅和安心感

　　橘色帶給我們「將分散的物體再次連接起來」的強烈色彩訊息。據說最接近我們肉體外層包圍的電磁場（類似氣的存在）散發著橘色的光芒。這個電磁場在我們體驗到驚嚇或是創傷之後就會歪曲崩壞並且變得散亂不已，所以也帶有非常容易受到外界影響的一面。如果就這樣將變得散亂的電磁場置之不理，就會一直無法把自己從過去的痛苦回憶中拯救出來，導致自己越來越容易在人生中尋找不到喜樂，或是對現在的自己喪失自信，因而依賴周圍的人或是狀況。遇到這種情形時，橘色的能量就會像魔法一樣將散亂的物體連接起來。這大概就像是天空被夕陽整個染紅時湧上心頭的喜悅和安心感吧。

　　橘色是充滿活力的喜樂之色，也是象徵快樂滿足心情的顏色。水果的顏色、番茄醬的顏色、在攤販林立的祭典時燈籠的顏色，還有餐飲店的看板和商標的顏色……。不僅如此，夕陽的橘色好像傳達出「快趁著耀眼太陽還沒完全沒入黑暗夜晚的短暫時刻，盡情享受歡樂時光吧！」這樣的訊息。

人格：具備開朗知性和挑戰精神的人

選擇橘色的人充滿著知性和活力。既爽朗又心胸開放、熱愛社交，所以最喜歡跟人混在一起。抱持著人生就是要享樂的原則，擅長不斷地找出快樂的事物用以招呼其他人讓他們覺得開心，再加上喜歡流行奢華的東西，所以有不少人是屬於對於自己的所有物十分堅持的類型。

橘色類型的人不論是對運動還是學業都抱有強烈的上進心，所以具有為了更上一層樓而不斷努力的幹勁，還能具備以當下為契機擴展人脈的才能。因為橘色類型人就算在痛苦時也能樂觀地思考未來，所以這份樂觀也能鼓舞周圍的人們。此外，橘色類型的人還兼備了創意和行動力，能夠想出許多的點子，並且按部就班地實行各種有趣的計畫。

傾向：正向思考背後隱藏的依賴心和快樂主義

橘色類型的人充滿了快樂爽朗的能量，但是會因為在人生中過於追求快樂，而造成非常不願意面對現實中遭遇的難過、辛苦、黑暗、討人厭等情緒的傾向，因此橘色類型的人不願意深度思考，反而藉著把周圍的人或事物當作享樂對象，企圖逃避現實。「如果獨處時會思考負面的事情，我想要跟其他人在一起做些什麼」這種思維過強的話，就會陷入「沒有經常與人聯繫就會感到不安」的依賴狀態。此問題的解決方法並不存在於自己以外的人或事物上，就算會覺得害怕也需要先深深地觀看自己的內心。

黃色

充滿光輝、知性和自我確立的能量

主宰：用溫暖的光芒照射出的明確自我

　　黃色具有「明確的自我認知」這樣的色彩訊息，就像在自己身上、自我意志上打光一樣。黃色所具有的波動和人體內產生出自我、本我、自我意識的地方一致。黃色可以讓我們更加清晰客觀地看到自己在思考什麼、感受什麼、追求什麼；人們在看穿自己之前應該會感受到不安和混亂，不過了解自己、培育自己獨特的才能、摸索自己感到最舒適的生存方式，是為了抓住真正幸福的必經之路。當自己能夠全身沐浴在光芒下時，沉睡在身體內的太陽將會發光，說不定之後還能成為賦予人們和社會光芒的存在。

　　黃色是象徵溫暖光芒的顏色。光同時也是生命的象徵，不論是人類、動物還是植物都依附著光存活。就算在夜晚時森林很可怕，可是只要有了光線的照射，就能在穿透樹葉的光芒下放鬆心情散步；在漫長隧道的另一頭看到光時就會不由自主地鬆一口氣。說不定就是因為有了黑暗所以我們才能感受到光明。照亮希望和不安等一切事物的光⋯⋯。光照出來的是潛藏在你心中的哪種姿態呢？說不定連同你不想看到的一面也照出來才能讓你發現新的自己。

人格：知性且明白確立的自我

選擇黃色的人思考知性且具有腦袋運作速度很快的特徵。善於言談又富有機智，就連幽默感都很出色，握有各種情報和人脈，如果遇到有需要的人會不厭其煩地和對方搭上線，所以應該是個會被周圍的人感謝、敬重的存在。

除此之外，黃色類型的人由於總是抱持著正向的思考方式，所以也很擅長擔任朋友的諮詢對象並且在背後督促他們。比起給予對方情感方面的同理心，更擅長客觀簡潔地為對方提出解決問題的方法，在惡劣的情況下依舊能找出隱藏在其中的優勢，因此很擅長讓人放下心中的大石頭。因為自我認知很強烈，所以不會因為「大家都這麼做」這個理由而有所行動，從好的方面來說也是個有「自我風格」的人。

傾向：被知性侷限住的不安感和猜疑心

黃色類型的人充滿了有如耀眼光芒般的知性和理智，另一方面，黃色類型的人也具有過於依賴理性思考的傾向。因此會害怕發生問題，容易過度謹慎及受到不安影響。所以當你不能按照自己風格行事的時候會感到緊張和不安，同時具有遇到無法處理所有情報時就會陷入慌亂的傾向。此類型的人明明很擅長讓別人放心，但自己本身卻不擅於放鬆，還會因為自我防衛而陷入疑神疑鬼或是被害妄想的情況。

黃色類型的人若想要戰勝不安感就需要客觀地評估「因為不安而陷入慌亂的自己」，進而維持還能笑得出來的狀態，這一點很重要。此時不只需要放鬆肉眼可見的姿勢和表情，還需要消除位於身體內的緊張感。

色彩訊息
綠色

召喚調和、平衡和再生的能量

主宰：具備軸心的調和與平衡

　　綠色給我們最強烈的訊息是「和諧感」。各位回想一下彩虹的七個顏色之後，就會發現綠色是位於正中央，而且跟暖色或冷色都能調合在一起的顏色。而且綠色也是和胸腔區域的心臟波動一致的顏色，真實的情感就沉睡在這顆心之中。用心真正感受到的事情並不一定會跟「應該是這樣子」的想法一致。綠色最重要的角色就是取得思考和情感的平衡，不去在意周圍的反應，率直地展現出打從心裡感受到希望和喜悅。

　　一方面，在和他人的互動中取得同感並互相協調的同時，另一方面畫清自己和他人的界線之後再客觀地評斷事物來取得平衡。自覺到他人的想法、價值觀和狀況和自己並不一定相同，這時保有自己的軸心是很重要的。無需因為和他人比較而抱持自卑感或是迷失自己。

　　存在於自然中的綠色可以緩和人的心情，其中蘊含的能量就像是接受了目前的狀況之後、一邊適應環境一邊在數千年之中不停刻畫著生命，給人沉靜卻又確實的感覺。而且又蘊含了淨化和再生力量，就像樹木一樣，就算在冬天掉光了所有的葉子，到了春天還是會綻放滿樹花朵。

人格：能夠體諒他人、帶著和諧又溫暖的存在感

選擇綠色的人個性溫厚、刻苦耐勞又不帶偏見，且很重視跟周圍的人維持和諧關係，就像是在夏天的樹蔭一樣，能夠為身旁的人帶來舒適的時光和空間。綠色類型的人和各種類型的人都能很自然地相處。因其具備這種才能，所以能夠介入互相對立的人之間，扮演中和劑的角色，總之綠色類型的人不太會表現出說人壞話或是憤怒等負面情感。

此外，綠色類型的人因為能夠客觀地傾聽不同想法和價值觀的意見，就算遇到跟自己有不同想法的對象依舊能夠取得同理心、尊重對方、維持肯定對方的姿態，同時也是個認真完成工作、言行一致的誠實人物。

傾向：受到他人影響而產生的迷惑

此類型的人是能夠深度傾聽、接受他人意見並且取得共鳴的人。會影響綠色類型人的情感是嫉妒和羨慕。綠色類型的人會產生嫉妒的原因是有將他人和自己同化的傾向，亦即對於他人的情感和狀況抱持過度的關心並且反應過度。明明自己就有自己的個性和生活方式，卻會羨慕別人擁有自己所沒有的東西，或是自己也想要跟別人擁有相同的東西。

請多將注意力放在自己身上而不是放在別人的事情上，並且察覺到給予自己的時間和空間有多麼的美好。意識到他人和自己是不同的，最好還能更加客觀地評斷自己。

色彩訊息
藍色

召喚寧靜和穩定、和平的能量

主宰：相信人生、接受一切的沉穩力量

藍色給我們最強烈的訊息是「信賴感」。基督教的天父（神）和印度的神明等，大多是以藍色象徵神性，對神的信賴感和藍色緊密地連結在一起。用對神的信賴感來比喻各位可能很難理解，不過在人生當中有很多場面都是由這樣的「信賴」意念所支撐。所有人在陷入困境時，往往覺得只有自己一個人遇到這麼慘的事情，或是掙扎著要脫離這樣的情況。但是在這種情況下，若是能夠覺得自己是因為受到某種巨大存在的幫助而活著，或者將眼前的困難視為一堂有意義的人生課程，應該就會覺得所有事情都是讓自己成長的機會。適當的事物會在人生當中的適當時機到來，只要這麼想就不會勉強自己追求現在還無法完成的事情，也不會厭惡自己一直在做的事情，因此能夠輕鬆順著人生的洋流而行。

藍色也是海洋顏色、天空顏色和地球顏色。當我們看著海洋或天空，想想我們人類的煩惱真是渺小，而且有種心靈被巨大的存在包圍的療癒感呢？藍色的能量有全然的沉穩力量，並且帶給我們將所有事物串連成起來的和平感。

人格：沉穩地接受一切、培育慈悲的心靈

選擇藍色的人心胸像海洋一樣寬闊並且能夠沉穩地接

受一切事物，總是很沉著冷靜，下的判斷也是冷靜又理智。在組織裡面則會是個勤勉、責任感又強、不論遇到什麼事情都能夠冷靜處理的角色。由於藍色類型的人很善於傾聽所以能透過自然的溝通在背後給予有需要幫助的人一臂之力。

此外，藍色類型的人對於發生在自己身上的事情也能全盤接受，並且信任各種事情。甚少會因為不希望發生的狀態而生氣，也不會想要掌控一切，或是懷疑別人、硬要把是非黑白畫分清楚。藍色類型人的精神層面很高，以身為的社會一分子為榮，同時樂於貢獻，較不重視物質享受或個人的自我滿足。

傾向：被壓抑在寧靜表面下而無法表現的情感

藍色類型的人擁有清澈的心靈，就如同萬里無雲的藍天一樣，因此很少會注意到雲所象徵的多變情感。由於理性容易勝過情感，所以常常會在無意識中壓抑情感。藍色類型的人會把憤怒等的負面情感藏在心裡不表現出來，因此容易陷入憂鬱、抑鬱和消沉的情緒中。因為不喜歡擾亂大家相處時的氣氛，再加上需要時間用貼切的語言來說出心裡想的事情，所以很容易覺得要表達情感很麻煩。就連人際關係不順的時候，也不願意好好地跟對方談談，而是傾向縮在自己的殼裡面。

藍色類型的人需要好好地面對內心的情感。因為能夠率直地表達心裡想的事情才能建立與其他人之間的關係。

色彩訊息
紫色

召喚療癒和改變、充滿靈性的能量

主宰：充滿慈愛的療癒和改變

　　紫色帶給我們的訊息是「靈性和改變的感覺」。因煩惱而痛苦時，只要一口氣跟某個人傾吐所有事情之後，就會覺得肩膀上的重擔放了下來、痛苦也被洗掉了。不知道各位有沒有經歷過這種淨化過程呢？紫色的能量就很類似這種感覺。紫色充滿了慈愛的能量，不但能全然接受變得纖細又脆弱的自己，默默地陪在自己身邊，還會說出自己最需要聽的話。因為悲傷和失落感而對人生抱持失望時，紫色應該會為我們帶來撫慰和安靜休息的空間。

　　當你覺得很難過時，若是把原因怪罪於別人或社會而不反省自己，就不會開放再生的道路；請面對自己不想知道的部分，思考要如何改善自己哪些地方。在這種情況下，好好成長的人才能產生蛻變，重新建構出跟以往不同的自我，並且踏上更美好的人生。紫色會在這種改變時期給予支持，帶給我們正視自己現有一切的勇氣，並且溫柔地守護這段再生的過程。

　　紫色是不可思議又神祕的顏色，讓人摸不著頭緒又善變，看起來好像將所有顏色融為一體卻又內含不協調的危險性，是個奇特的顏色。

人格：同時擁有冷靜、熱情和充沛感受性的個性派

選擇紫色的人同時擁有藍色和紅色這兩者的極端個性、而且是具有神祕魅力的人。藍色和紅色分別代表冷靜和熱情、男性能量和女性能量，並且象徵天與地。此兩種特性也為紫色類型人的人格帶來深度和複雜度。雖然紫色類型的人會覺得自己在理想和現實之間的細縫中拉扯，也因此具有深度思考能力去面對自己複雜的內心。

傾向：在複雜的內心世界和現實中拉扯

紫色類型的人藉由內心的複雜性醞釀出神祕的魅力和個性，但紫色類型的人也因為內心的複雜性所以容易把注意力集中在自己的世界裡，形成逃避現實的情況。再加上自尊心很高，所以相信自己擁有「與眾不同的特殊性」；如果得不到別人的認同或讚賞，就會覺得自己的價值被人否定了。不僅如此，紫色類型的人還具有不善於和人溝通和容易受傷的傾向。

請不要過度鑽牛角尖並且接受自己充滿感受性又複雜的一面，進而獲得其他人無法體驗到的感動和啟發藉以享受人生。

色彩訊息
洋紅

包容一切的深情能量

主宰：在日常生活中的神聖之愛

　　洋紅色給我們最強烈的訊息是「神聖的愛和給予微小存在的愛」。神聖的愛是指從天上降臨在我們身上的神性之愛。給予微小存在的愛則是能夠溫柔關注日常生活中不起眼的東西，像是薰衣草的花朵綻放或是夕陽之美等這樣的愛。要和肉眼看不到的愛相連，其實需要留心隱藏在日常生活中的神祕之處。在每天的生活當中察覺某些事物，並且因此牽動自己的心靈這件事，常常跟更深入的察覺息息相關。這也會成為讓我們能發現自己的生活被某種強大力量守護著、每個人都會在正確的時機被賦予生活使命和目的。

　　洋紅色同時也是在歌德的色彩學裡象徵著「無法看到的顏色」。用稜鏡分析出來的色階是介於紅色到紫色之間，不過洋紅色存在於紫色之外，所以被認為是囊括了所有顏色的存在。洋紅色象徵著肉眼不可見但卻又包括一切事物世界的顏色。如果總是專注於肉眼可見之事物，會沒有多餘的心思感受日常生活中的愛和美。洋紅色可以治癒這種心靈問題，讓我們知道真正重要的東西是肉眼不可見之事物。

人格：細微的體貼和奉獻精神

　　選擇洋紅色的人是深情的人。洋紅類型的人會用細微的

體貼和充滿溫柔的行為讓周圍的人得到幸福。因為洋紅類型的人最喜歡美麗的事物和能夠治癒心靈的事物，所以不論是家中、身上的服飾，還是自己的行為舉止等，在任何細節都能發揮美感和品味。

洋紅類型的人很喜歡為人奉獻一切，所以不論是多麼麻煩困難的事情他們都不會厭煩，比起物質上的報酬和社會上的評價，讓對方開心或是被對方感謝更能讓他們覺得開心，他們會不求回報的傾注愛情。此種行為不限特定對象，他們會對自己周圍所有有煩惱的人和需要幫助的人給予愛情。此外，洋紅類型的人除了能具備思考愛、原諒、慈悲等深度問題的高等精神層面之外，還能化為行動實踐。

傾向：無止盡的獻身之後的憤怒和落寞

洋紅類型人的感情會受到寂寞和自我憐憫影響。因為洋紅類型的人既深情又愛照顧人，所以敏銳的直覺也算是他們的天賦，讓他們可以輕易地察覺到對方的需求或是人們困擾的心情。不論當事者是否要求幫助，他們就是會忍不住伸出援手；但是若自己沒有受到感謝，就會覺得受傷或充滿落寞，有時候還會轉變成強烈的憤怒感。

洋紅類型的人要先學會珍惜疼愛自己，只要能在疼惜自己的同時給予周圍人適量的愛，應該就不會陷入無止盡的渴望之中。

※對應脈輪的顏色還有寶藍色（眉心輪），但是和藍色重複的部分很多，所以本書省略了這個顏色。

關於心理測驗
結果的Q & A

Q1 心理分析測驗裡面勾選項目很多的顏色不只一個，請問哪一個才是代表我人格的顏色呢？

A1 如果出現心理分析測驗裡面勾選項目很多的顏色不只一個的結果，就代表你可能擁有複數的人格。雖然這樣這種做法有點麻煩，不過還是請你依照勾選項目的多寡順序一一確認色彩的解說，相信其中一定隱藏著對你有所幫助的提示。

Q2 直覺測驗和心理分析測驗的結果分別是不同的顏色，我該怎麼辦才好呢？

A2 直覺測驗能了解「目前的你最需要的顏色」，而心理分析測驗則是釐清「人格的顏色」，這兩者可能相同也可能有所不同。
就算這兩者的顏色相同，也有可能代表你因為某件事情而迷失了你的人格本質，現在正打算找回你的本質。相反的，如果這兩者的顏色不同，你可能正在尋找和你人格不相同的主宰；或者是需要尋找不同主宰的時機就快到來了。

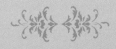

Chapter 2
從色彩指引出的
專屬療癒香氣！
50 種精油指南

色彩會引導出療癒你的香氣！

由兩個心理測驗引導出的顏色中，
找出療癒你的精油香氣。

利用香氣的自然療法

聞到喜歡的香氣之後就覺得心情舒緩或是恢復冷靜，各位有沒有這種經驗呢？**芳香療法就是活用香氣的效果，療癒心靈和身體的自然療法。**

芳香療法中使用的精油是將植物有效成分 100% 濃縮的香氣精華。只要聞了這種香氣或是在洗澡、按摩時使用，香氣成分就會從身體外穿透到身體內，帶給我們深度療癒的效果。

香氣和色彩之間密不可分的關係

芳香療法裡使用的所有精油都是由植物或樹木萃取出來。精油的香氣能在我們身上產生各種作用，但是要選擇適合自己的香氣時，精油的「顏色」就是很重要的提示。

植物展現了各種顏色，除了植物、樹木和花朵的顏色之外，就連製作成精油或花草時的顏色也算在內。在此同時，植物展現的顏色和香氣作用也和色彩心理學裡的色彩訊息也有所關聯。找出專屬療癒香氣的具體方法如下：先用 P.12 開始的心理分析測驗結果找出「你的人格顏色」，再以此為參考，選擇展現人格顏色的植物精油來使用，大多數的人都

能因此感受到香氣的功效。

　　舉例來說，羅馬洋甘菊的花色是黃色，而羅馬洋甘菊精油具有舒緩身心緊張的功效又是眾所皆知的。而黃色類型的人具有愛擔心又容易緊張的特性，所以羅馬洋甘菊精油的功效能夠提供他們必要的支援。

　　如上所述，**植物和精油的顏色有其意義，也和其香氣功效有所關聯。**

精油的主宰色彩

　　本書除了植物原本顏色之外，還會從複數觀點來引導出精油的主宰色彩，例如：精油是從植物的哪個部位萃取而成、精油香氣會給人何種印象、精油和脈輪的關係。某些精油可能會有兩種以上的主宰色彩。

　　用於芳香療法的精油有許多種類，所以要毫不猶豫地選出最適合自己的精油非常地困難。因此請各位配合 Chapter 1 裡找出的「目前的你需要的顏色」和「你的人格顏色」選擇與其對應的精油，再從其中選擇覺得最舒服的味道使用看看。相信各位一定能實際感受到更好的療癒效果。

精油的基本選購方法

精油有各式各樣的種類，所以第一次購買精油時可能會不知道要如何選購。

在本章節會介紹精油的基本選購方法告訴大家如何找出最適合自己的精油。

1：選擇天然精油

請選購 100% 天然的「精油」。市售的「芳香精油」可能是合成的百花香油，或是做按摩油的稀釋植物油。

2：看到價格太過便宜的商品要多加確認

精油的價格會依其種類和稀有性而改變。一般的香草系和柑橘系精油價格大約是 10ml 容量 500 ～ 800 元，而從花瓣萃取的稀有精油（奧圖玫瑰、茉莉、橙花等）1ml 容量約在 1300 元上下。廉價的精油可能有合成香料混在裡面，或是用植物油稀釋過。高價精油有其昂貴的理由，所以請各位避免購買反應其廉價價值的粗劣品。

3：向有信譽的廠商購買

筆者建議初學者在芳香療法專賣店購買精油。如果是專賣店的話一定會有具備相關知識的店員，因此可以一邊跟他們討論一邊選出最適合自己的精油。

4：先從自己喜歡的香氣開始買起

　　香氣是會驅動自我本能的物質。請先從自己喜歡而且覺得舒適的香氣開始選擇。精油並不是藥物，若是使用自己討厭的香氣就無法完全發揮其功效。請實際試聞精油的香氣，再從覺得喜歡的味道之中選出特別能夠支持自己身心狀態的種類。

精油標籤的確認重點

①是否標示為「精油」？
②是否標示精油名稱、植物的學名、原產地？
③是否標示進口商或製造商的地址和連絡方式？
④是否為事先用植物油稀釋的產品呢？
⑤是否有附成分表等的產品說明書呢？

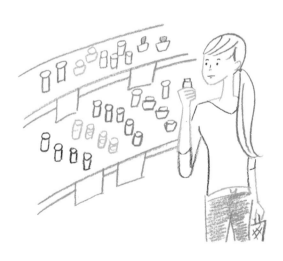

精油的使用方法和注意事項

精油為高度濃縮天然的化學成分而成的產品，
因此使用時有需要注意的地方。
請各位務必安全地享受芳香療法。

①請勿飲用精油原液或是直接將精油塗抹在肌膚上

精油原液對於皮膚和體內黏膜的刺激過於強烈。請勿將精油原液直接擦在皮膚上或是飲用精油原液。

②使用時請小心火燭

精油有燃燒的可能性，因此請勿在廚房或是火燭附近使用它。

③請將精油儲藏在陰暗處

精油是很容易受到高溫、光線和溼氣等因素影響的敏感物質。使用後請立刻蓋上瓶蓋，並且儲藏在日光直射不到的陰涼場所。此外，雖然未開封的精油約可保存二至三年，不過開封過的精油請於一年內使用完畢。

④精油塗抹在皮膚上時的注意事項

使用精油保養身體和臉部時，一定要用植物油（基底油）或是純水稀釋。塗抹身體用的精油產品，濃度請稀釋成約 1 ～ 2%。臉部肌膚比身體肌膚更為敏感，因此最好將精

油濃度稀釋到 0.5％左右。敏感肌膚者則需再降低精油濃度以確保其安全性。

⑤孕婦、嬰幼兒、患有疾病者使用時的注意事項

精油的作用非常強大。因此可能會帶給懷孕中的婦女、未滿三歲的嬰幼兒、曾有高血壓或癲癇發作病史的人不良影響。使用精油時請先跟醫生諮詢，並且自己承擔其後果。

⑥請遵守注意事項

舉例來說，佛手柑、檸檬等精油具有光毒性，若是將其塗抹在肌膚上並且照射到陽光，其成分和紫外線反應後可能會引起發炎的症狀。請各位務必詳讀精油所附的使用說明書，並且遵守注意事項使用精油。

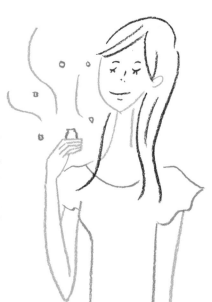

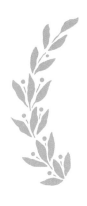
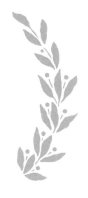

紅色香氣

給予身心靈寧靜安定、
扎根大地的充電用香氣

　　紅色是大地（紅土）的顏色。也是與大地接觸的腳部及下半身有關的顏色，所以帶有濃郁的大地氣息的精油能夠療癒紅色類型的人，其香氣特徵是聞到這些氣味時會感覺意識往下沉。此外，紅色精油的另一個特徵是從樹根、種子、樹木等扎根於大地的部分萃取而成的種類較多，從花瓣和葉子中萃取的種類較少，就算是從葉子萃取出的成分，也會經過發酵、催熟過程才會製成精油。

　　雖然紅色精油的香氣大多很濃郁，但是只要費點心思將其和柑橘系精油調配在一起，就能在日常生活中使用。

推薦精油

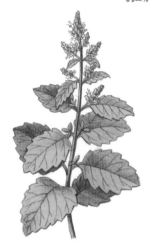

賦予生命能量
廣藿香 →P.48

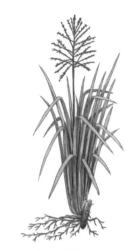

賦予身心靈養分
岩蘭草→P.52

丁香
→P.56

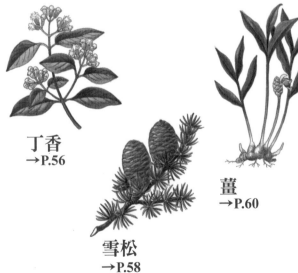

薑
→P.60

雪松
→P.58

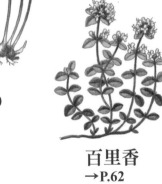

百里香
→P.62

推薦精油配方請參考P.220～225。

Patchouli

廣藿香

賦予生命能量

Red

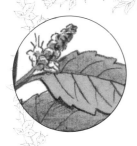

- 學名　　　　Pogostemon patchouli
- 科名　　　　唇形科
- 萃取部位　　葉子
- 萃取方法　　水蒸氣蒸餾法
- 調性　　　　後味
- 香氣強度　　中～強
- 主要成分　　廣藿香醇、α-布藜烯、廣藿香烯等
- 主要產地　　菲律賓、蘇門答臘島、爪哇島、塞席爾等
- 香氣特徵　　甜蜜溫暖又辛辣、會讓人聯想到大地的香氣
- 注意事項　　對敏感性肌膚有刺激性，需少量使用。

Keyword：現實感、充電、肉體

【精油的特性和主宰色彩】

此精油的代表色是紅色，並且帶有會讓人聯想到大地的香氣。具有讓身心靈扎根在大地的效果，同時帶給人寧靜感，讓人能客觀地分析現實情況。此外，此精油還具有提升感官、喚醒生存本能和欲望的效果。適合行事風格輕快、行動先於思考、難以冷靜又容易耗盡精力的紅色類型人。

【心理作用】

此精油會讓人聯想到大地，因此能賦予人們寧靜感，讓他們在現實中腳踏實地。不僅如此，還能賦予人們活力，讓人們從無精打采的狀態中恢復，使他們能客觀地思考事物。

【生理作用】

利尿作用、復原傷口、瘢疤、防蟲作用、抑制食欲、消除橘皮組織等。

【護膚作用】

收斂作用、皮膚再生作用、抗發炎作用等。

【使用時機】

感覺心情不踏實的時候，或是想要找回心中寧靜感和協調感的時候。可用在薰香、精油澡等用途上。

【植物特徵】

廣藿香在中國和印度等地是醫療用植物。據說自十八世紀開始，印度的喀什米爾地區的居民會將乾燥後的廣藿香葉子夾放在衣服裡後再收納，除了做為薰香之外還能防蟲。廣藿香精油的製程就像葡萄酒一樣，會先讓葉子乾燥發酵後再進行蒸餾，所以香氣會隨時間經過變得更為強烈。

廣藿香
香氣描述

廣藿香帶給人陳年的大地香氣，所以有種緩緩落下、重心
下降的安定感。另外，還帶有催情的氣息，會讓身體慢慢
地熱起來。

Image Memo

安定感、踏實感	★★★★★
喜悅和幸福、性感的	★★★
協調、寧靜	★★★
溫柔的包容感	★★
提升感性	★★
神聖的感覺、冥想感	★

香氣的
印象風景

如同位於澳洲大陸正中央的艾爾斯岩。雖
然稱其為岩石，但是實際上卻是遠比岩石
還要巨大的存在。於夕陽西下時，整座岩
石會渲染成豔紅色，看起來彷彿是在燃燒
一樣。這個能量給人一種接受了之後，自
己的中心也隨之燃燒的印象。

精油傳遞出的訊息

你別再想多餘的事情了，和我一起感受大地的芳香。因為在心裡有了踏實感，所以只要付諸行動就能將所有的事情化為可能，你有沒有這種感覺呢？我想要帶給你從身體內部湧出的能量和興奮感，還有在現實中腳踏實地過生活的力量。如果因為想太多而感覺快被不安感擊倒時，不該將意識放在思緒上，而是該把意識專注在身體和呼吸上。若是心靈能和身體連接，就能用沉穩的心情客觀地評估所有事情。充飽電的你將會充滿活力地開創新的一天。

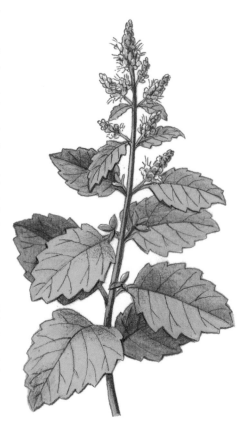

Patchouli

Vetiver
岩蘭草

賦予身心靈養分

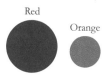

Red

Orange

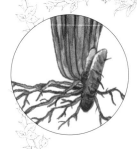

- 學名　　　Vetiveria zizanoides
- 科名　　　禾本科
- 萃取部位　根部
- 萃取方法　水蒸氣蒸餾法
- 調性　　　後味
- 香氣強度　中等
- 主要成分　岩蘭醇、岩蘭酮、岩蘭烯、杜松烴等
- 主要產地　爪哇島、留尼旺島、印度、海地等
- 香氣特徵　甜蜜濃郁又帶有煙燻味、香脂味的香氣
- 注意事項　無

Keyword：滋養、回復、安定

【精油的特性和主宰色彩】

此精油是由岩蘭草的根部萃取，其中蘊含了大地之母的能量，能將大地、肉體和精神連結在一起，藉此強化心靈，並且讓我們對自己的行動和生活方式產生堅信。紅色類型的人雖然很有體力，但是有時候容易超過限度消耗過多能量，此精油能夠適度地為紅色類型人充電並且滋養強化他們。因為岩蘭草精油能夠提升毅力和挑戰精神，所以也很適合需要為了目標努力不懈的橘色類型人。岩蘭草精油亦被作為強化

氣場的精油。

【心理作用】

岩蘭草精油具有優越的鎮靜效果並且能放鬆精神。能夠在神經因為壓力和緊張而緊繃時，以及情緒有些不安定的時候穩定心情，默默地給疲憊的心靈帶來力量。

【生理作用】

鎮靜、充血（對肌肉痛和緩和風濕疼痛特別有效）、強化內臟、安眠等作用。

【護膚作用】

鎮靜、抗發炎等作用。

【使用時機】

當身體很疲憊，卻因為神經緊繃而無法入睡時，以及因為工作過度導致身心都很疲勞時最適合使用。可將岩蘭草精油滴進微熱的洗澡水裡，享受悠閒的泡澡時光。

【植物特徵】

岩蘭草在古代印度被用於宗教儀式上。此外，印度人還會利用岩蘭草的防蟲效果，將乾燥的岩蘭草根綑在一起後切碎放進袋子裡，在收納衣服時一併夾進岩蘭草，或是將岩蘭草根編製成簾子或墊子。岩蘭草精油也常被用來做為東方情調香水的保鮮劑或是沐浴用品使用。

岩蘭草
香氣描述

岩蘭草散發著讓人覺得扎根於大地、鎮靜心靈的柔和香氣。還能令人在沉靜下來之後感受到身體從內部開始散發能量。

Image Memo

安定感、踏實感	★★★★★
喜悅和幸福、性感的	★★
協調、寧靜	★★★
溫柔的包容感	★★
提升感性	★
神聖的感覺、冥想感	★★

香氣的
印象風景

想像進入在斯里蘭卡郊外的小木屋中，在裡面享受阿育吠陀（印度傳統醫療）的體驗。持續順著頭頂往後流下來的精油像是沉靜的海浪一樣滲透進頭髮裡，會讓人有身體、心理和靈魂都要融化的錯覺……岩蘭草精油會讓人聯想到這樣的景象。

你是不是沒有注意到自己已經疲憊不堪了呢？心理疲憊跟身體不適有關，而且身體狀況不好的話，心情也會不佳。心理、身體和靈魂密不可分。請跟著我一起深呼吸，我會用充滿養分的水田泥巴填滿精疲力盡、頭昏腦脹的你。在身體的重心穩定之後，好好地品味全身充滿的喜悅和滿足感吧。在達成目標之前強忍自己欲望反而不會成功，而是要在途中補給養分才能全力以赴。這才是真正的聰明做法喔！

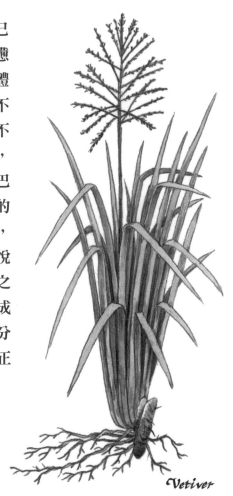

Vetiver

Clove

丁香

開啟付諸行動之門

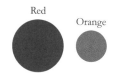

Red

Orange

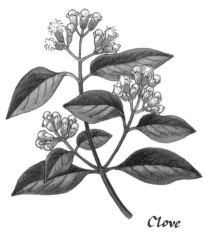

Clove

- ・學名　　　Eugenia caryophyllata
- ・科名　　　桃金孃科
- ・萃取部位　花蕾
- ・萃取方法　水蒸氣蒸餾法
- ・調性　　　中味～後味
- ・香氣強度　中～強
- ・主要成分　糠醛、柳酸甲酯、丁香酚、石竹烯等
- ・主要產地　馬達加斯加、爪哇島等
- ・香氣特徵　強烈的辛辣氣味中又帶有些微甜味的香氣
- ・注意事項　具有強烈的功效，請務必少量使用

Keyword：意氣風發、興奮

【精油的特性和主宰色彩】

此精油是由蘊藏無限活力的花蕾萃取而成，因此能夠給予人們刺激和活力，以及打破現狀所需的勇氣，讓人們得以付諸行動。最適合容易患有燃燒殆盡症候群的紅色類型。此外，此精油還能幫助人們放開過去的泥沼並且踏出新的腳步，所以也很適合需要勇往直前的橘色類型。

【心理、生理、護膚作用】

心理：因為丁香精油具有讓心情開朗、情緒高昂的功效，所以在精神萎靡時是很棒的刺激。據說丁香精油還有提升記憶力的功效。

生理：消化系統不適（特別針對消化不良、腹瀉、腸脹氣、口臭症狀）的改善、整腸健胃、鎮痛、殺菌、興奮作用等。

護膚：改善傷口和紅疹狀況、預防感染作用等。

【使用時機】

光是思考而遲遲無法付諸行動時，或者是覺得有必要為了付諸行動而放開負面想法的時候都很適合使用丁香精油。請利用丁香精油悠閒地享受精油澡時光。

【植物特徵】

丁香的英文名稱來自拉丁語的「釘子」。因為丁香的花蕾形狀就像釘子一樣。自古就被用來當作併發症抑制劑、或是用來預防鼠疫等傳染病。將丁香插進橘子製作而成的丁香球，據說是被用在空氣淨化和防蟲之用。

精油傳遞出的訊息

你是否為了達成夢想或目標而邁步向前呢？還是說被困住而停滯不前，又或者是不停空轉呢？所有的成功和實踐都是從付諸行動開始。現在正是再度認清自己該做什麼的時機。來吧，勇敢踏出你的第一步！

Cedarwood

雪松

賦予心靈強韌度和持久力

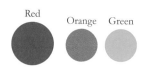

Red　Orange　Green

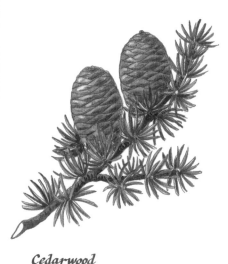

Cedarwood

- ·學名　　　Cedrus atlantica
- ·科名　　　松科
- ·萃取部位　樹幹（心材）
- ·萃取方法　水蒸氣蒸餾法
- ·調性　　　後味
- ·香氣強度　中等
- ·主要成分　雪松醇、杜松烯、雪松烯、雪松烯醇等
- ·主要產地　摩洛哥、埃及、美國等
- ·香氣特徵　在樹木的甜味中融合著些微香脂味的香氣
- ·注意事項　懷孕中請勿使用。在高濃度狀況下會對敏感性肌膚產生刺激

Keyword：安定、調和、內心的強韌

【精油的特性和主宰色彩】

雪松精油是能讓身心恢復協調的精油。除了讓人平靜心情、找回踏實感以外，還有提昇勇氣和活力的功效，所以很適合紅色類型和橘色類型的人。此外，遇到很容易被事情弄得緊張兮兮的綠色類型人，雪松精油也能賦予他們直率的韌性和信念藉以貫徹自己。

【心理、生理、護膚作用】

心理： 雪松精油具有鎮靜和舒緩作用，所以能夠消除不安和緊張，並且讓人能在寧靜的時光中檢視自我內心。同時也能為人帶來心靈踏實感，幫助人們建立貫徹自我意志的強韌心智。

生理： 呼吸系統不適（特別針對支氣管炎、咳嗽、多痰等症狀）的改善、內分泌系統和神經系統的強化作用等。

護膚： 收斂、殺菌、軟化肌膚等作用。

【使用時機】

被別人的意見弄得團團轉的時候，或是對於自己的意見或決定沒自信時最適合使用。可以試著閉上眼睛一邊冥想一邊享受雪松精油的薰香，藉以幫助自己從內心找出解答。

【植物特徵】

雪松英文名稱中的「Cedar」，在閃族語中意為「靈性的力量」。據說自古以來就被當作寺院裡的薰香來使用。此外，聽說古埃及人還會把雪松精油用在製作木乃伊的過程中，就連棺材和船桿都是用雪松木製造而成。

精油傳遞出的訊息

你有沒有遇過好像要被周圍的雜音湮滅、感覺內心越來越脆弱的情況呢？我希望你能夠注意到堅韌的意志存在於你心靈中這件事，因為在你心中的直率韌性將會把你引導到人生的新階段。

Ginger

薑

為身心充電
找回幹勁

Red   Orange

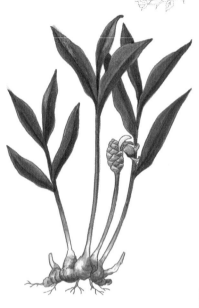

Ginger

- 學名　　　　Zingiber officinalis
- 科名　　　　薑科
- 萃取部位　　根部
- 萃取方法　　水蒸氣蒸餾法
- 調性　　　　中味
- 香氣強度　　中～強
- 主要成分　　檸檬醛、龍腦、樟烯、檸檬烯等
- 主要產地　　非洲、牙買加、印度等
- 香氣特徵　　如同胡椒一般辛辣刺激並且帶有些微檸檬清新感的香氣
- 注意事項　　使用濃度過高可能會對敏感性肌膚產生皮膚刺激性

Keyword：活力、自信、實踐

【精油的特性和主宰色彩】

薑精油是從植物生命泉源的根部萃取出來的，因此能幫助人們找回生命力。適合將「生存」視為人生重要主題的紅色類型人。此外，薑精油還能提升付諸行動的幹勁和熱情，所以能夠為橘色類型的人喚醒更多的挑戰精神。

【心理、生理、護膚作用】

心理：薑精油具有讓心靈恢復活力的功效，所以能掃除精神性疲勞所造成的疲憊狀態。另外，薑精油在刺激精神活性時還能淨化心靈，所以能夠幫助人們客觀地檢視現實情況。

生理：抗病毒、降溫、消化系統的強化、增進食慾、促進血液循環、鎮痛等作用。

護膚：舒緩傷口和傷疤等的不適，抗感染作用等。

【使用時機】

因疲憊而喪失挑戰事情的幹勁時，或是想要付諸行動的勇氣時最適合使用。可以享受滴入薑精油的精油澡，也可以試著混合基底油後，塗抹在腹部和腰部後按摩。

【植物特徵】

薑自古就做為香料之用，據說還曾經被當作治療瘧疾的藥物。「Ginger」這個名字是來自印度的金格爾地區，因為薑在此地區常被當作茶品來飲用。人們認為薑有解毒功效，所以在日本食用生鰹魚片或是新鮮生魚片時，薑也是不可或缺的配料。

精油傳遞出的訊息

在你的心中充滿「熱血」嗎？如果有想要做的事情，千萬不要放棄。因為有些不安所以到現在都無法付出行動的夢想，就趁這個當下懷抱著勇氣和熱情實踐它們吧！現在的你已經充飽了能量，一定可以完成所有的事情。

Thyme
百里香

在對的時機克服困難

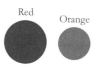

Red　Orange

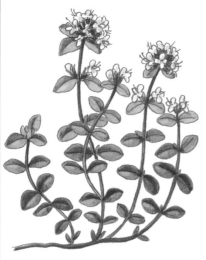

- 學名　　　　Thymus vulgaris
- 科名　　　　唇形科
- 萃取部位　　花瓣和葉子
- 萃取方法　　水蒸氣蒸餾法
- 調性　　　　前味～中味
- 香氣強度　　中～強
- 主要成分　　沈香醇、龍腦、百里酚、
　　　　　　　百里香素、石竹烯等
- 主要產地　　英國、法國、美國等
- 香氣特徵　　伴隨甜味的新鮮香草香氣
- 注意事項　　懷孕婦女及高血壓病人請
　　　　　　　勿使用、對敏感性肌膚有
　　　　　　　刺激性

Thyme

Keyword：幹勁、自信、解決

【精油的特性和主宰色彩】

百里香精油能夠給予人們衝破瓶頸的出口，以及讓人帶著自
信面對困難。因為百里香精油能令人發現沉睡在自己心中的
潛力進而超越困境，所以很適合紅色類型和橘色類型的人。
百里香精油還能在人變得自暴自棄時，幫助人們脫離負面的
自我評價。

【心理、生理、護膚作用】

心理：百里香精油提高記憶力、專注力的功效廣為人知並且和迷迭香齊名。百里香精油還能一掃心中虛無感和恐懼，為人們帶來幹勁和精神力。

生理：改善呼吸系統不適（特別針對咳嗽、喉嚨痛、支氣管炎、多痰症狀）、強心作用、促進血液循環、鎮痛、殺菌、增進食慾等作用。

護膚：舒緩傷口和傷疤的不適、護髮作用（頭皮屑問題、落髮的改善）等。

【使用時機】

適合在因為過去的失敗導致心灰意冷而無法前進的時候，或是快要被負面狀況吞沒時使用。可隨身攜帶滴在棉花上的百里香精油，吸進此精油的大量香氣。

【植物特徵】

「Thyme」源自於在希臘語中的「使其散發香氣」，也是在希臘神話中常出現的植物。百里香在古埃及被人們認為具有屍體的防腐作用，據傳百里香在古希臘被用於空氣淨化和傳染病預防上。就連到了現在，百里香的葉子還是廣泛地被用在料理和花草茶等用途上。

精油傳遞出的訊息

在你想要追求夢想時，阻擋在面前的困難真的無法超越嗎？還是這只是因為你一廂情願地認為「我一定沒辦法克服」呢？在你身體的深處具有無法想像的潛力，這件事你千萬不能夠忘記。源源不絕的幹勁才是實現你未來的關鍵。

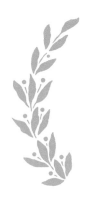
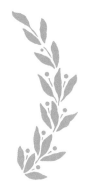

粉紅香氣

開放心胸提升感受性、
愛與美的香氣

　　粉紅色是代表玫瑰花朵的色彩。而在脈輪裡則是和心靈有關的顏色。做為能夠治癒粉紅類型人的精油，其特徵為帶有溫和的花香，或是在聞的時候會帶給人心胸開放的感覺。此外，此類型的精油以從花朵萃取出的種類為主。

　　華麗濃郁的香氣能夠治癒受傷的心靈，並且引導人們對愛情充滿自信。能夠從根本治癒心靈、補充愛的能量的精油，最適合粉紅類型的人。

推薦精油

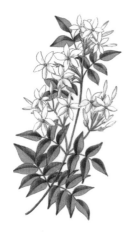

喚回愛和熱情

茉莉 →P.66

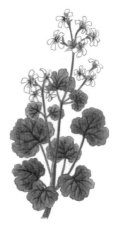

喚醒女性魅力

天竺葵 →P.70

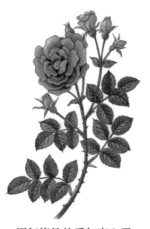

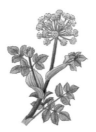

歐百芷
→P.78

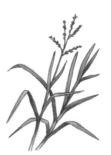

玫瑰草
→P.80

用無條件的愛包容心靈

奧圖玫瑰 →P.74

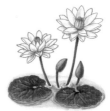

齒葉睡蓮
→P.82

推薦精油配方請參考P.226～231。

Jasmin

茉莉

喚回愛和熱情

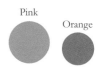

Pink
Orange

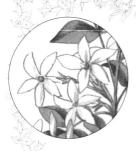

- 學名　　　　Jasminum officinalis
- 科名　　　　木樨科
- 萃取部位　　花瓣
- 萃取方法　　溶劑萃取法
- 調性　　　　中味～後味
- 香氣強度　　強
- 主要成分　　乙酸苄酯、沈香醇、植醇、茉莉酮、吲哚等
- 主要產地　　法國、埃及、摩洛哥、印度等
- 香氣特徵　　帶有甜蜜異國風情的濃郁花朵香氣
- 注意事項　　懷孕期間請勿使用（分娩時除外），需少量使用

Keyword：熱情、自我信任、感官覺醒

【精油的特性和主宰色彩】

茉莉帶有讓愛和熱情覺醒的力量，並且有提升勇氣和行動力的香氣。茉莉精油非常適合只要把愛帶到人生裡就能獲得幸福感的粉紅類型人。跟茉莉精油一樣從花瓣萃取出來的精油種類都具有開放心胸的功效。不僅如此，此精油還能讓人察覺到自己的本能和欲望並且賦予人們活力。因為茉莉精油具有將恐懼和混亂轉變成自信和喜悅的力量，所以也能幫助橘色類型的人。

【心理作用】

茉莉精油除了能讓神經鎮靜下來之外，還能帶給人溫暖感，能夠緩和較為重度的憂鬱狀態。茉莉精油還能補充積極活下去的活力，幫助人們產生幹勁和自信。

【生理作用】

分娩促進作用、鎮靜作用、鎮痛作用（特別針對分娩痛和經痛）、女性荷爾蒙的調節作用、催情作用、強化子宮作用、催經作用等。

【護膚作用】

保濕、抗發炎、軟化肌膚等作用。

【使用時機】

最適合在想要為人生帶來愛情和熱情時、自我欲望停滯不前時使用，或是想加深自己和伴侶的愛和信賴時使用。建議將茉莉精油用於薰香和按摩用途上。

【植物特徵】

長久以來，茉莉的強烈濃厚香氣一直深受人們喜愛，甚至還有很長一段歷史被人們當成媚藥來使用。如果玫瑰是花中女王，那麼茉莉就常被評價為「花中之王」，她那潔白惹人憐愛的花朵也因象徵著愛情，一直以來都被用在婚禮時的新娘捧花和花冠。在歷史上也常被用在宗教儀式，因此也被稱作獻給神的花。

茉莉
香氣描述

茉莉濃郁的甜美香氣從心臟直達小腹，讓人感覺內在充滿能量，呈現沉浸在喜悅中的氣味影像。

Image Memo

安定感、踏實感	★★★
喜悅和幸福、性感的	★★★★★
協調、寧靜	★★★
溫柔的包容感	★★★★
提升感性	★★★★
神聖的感覺、冥想感	★★

香氣的
印象風景

西班牙阿爾汗布拉宮的夜晚。桃紅色的牆壁、異國風情的建築樣式、充滿花香綠意的噴水池庭園。在這座住著國王和情人們的宮殿裡，可能上演著時而熱情、時而隱密的各種愛情故事……茉莉精油的香氣會讓人聯想到這樣的情景。

精油傳遞出的訊息

你是不是在不知不覺中忘記
了對人生很重要的事情，因
此每一天充斥著不滿呢？我
想要賦予你喜悅、熱情，還
有愛。這些都不是用理智思
考的東西，而是要用身體感
覺和本能去感受。沒有愛的
人生，或者是在人生之中，
身體、心理和靈魂都缺乏想
要和心愛之人結合的熱情和
欲望時，就跟沒有加香料的
咖哩一樣無趣。請在我營造
的感官世界裡安心地待著。
我會在你身上施放愛情的魔
法。等到你能夠用身體感受
到真正的喜悅和熱情之後，
我相信你一定能夠信賴自己、
充滿自信地向前邁進。

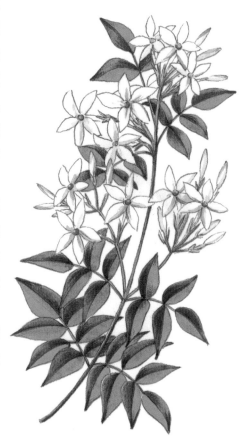

Jasmin

Geranium
天竺葵

喚醒女性魅力

Pink

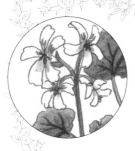

- 學名　　　Pelargonium odoratissimum
- 科名　　　牻牛兒苗科
- 萃取部位　葉子和花瓣
- 萃取方法　水蒸氣蒸餾法
- 調性　　　中味
- 香氣強度　中～強
- 主要成分　香茅醇、香葉醇、沈香醇、異薄荷酮等
- 主要產地　留尼旺島、法國、義大利、西班牙、中國等
- 香氣特徵　甜蜜的玫瑰氣味中又帶有薄荷的清爽味
- 注意事項　懷孕期間請勿使用、對敏感性肌膚有刺激性

Keyword：美、感受性、幸福感

【精油的特性和主宰色彩】

天竺葵的花是可愛的粉紅色。其香氣也會讓人聯想到粉紅色的玫瑰。可以活化粉紅類型人本來就應該具有的女性溫柔和感受性，以及直覺和創造性。此外，天竺葵精油還能釋放不安、憤怒，以及欲求不滿等的情感，賦予人們幸福感和快樂。這個精油能夠帶給身心舒適的節奏和寧靜，因此很適合在想要平衡生活步調時使用。

【心理作用】

天竺葵精油是兼具鎮靜和興奮兩種效果的精油。能夠鎮靜煩躁、緊張和不安感，幫助人們脫離消沉的狀態，以及恢復心靈的平衡。天竺葵精油能夠強化神經，因此很適合在工作過度或是處於高度壓力的狀態下使用。

【生理作用】

女性荷爾蒙的調節、解毒、利尿、預防感染、促進淋巴系統循環、防蟲作用等。

【護膚作用】

調節皮脂平衡、保濕、軟化肌膚、抗發炎等作用。

【使用時機】

因忙碌貧乏的每一天而感到心靈缺乏滋潤的時候、想要提升自己的女人味和感受性時最適合使用。建議混合基底油後，塗抹在上胸頸部並且加以按摩。

【植物特徵】

幾世紀以來，天竺葵在非洲被當成日常生活中醫治傷口的藥物和驅散惡靈的道具。最開始在歐洲栽種天竺葵的地區是南法的格拉斯地區，在那裡天竺葵被當作消除皮革製品臭味的香料。就連到了現代，散發著溫柔玫瑰香氣的天竺葵依然被用在各種香水的原料、肥皂、洗髮精等用途上。

天竺葵
香氣描述

甜蜜溫柔的香氣好似打開了心胸一樣。為人們扭曲時空，打造出遠離日常喧鬧的空間，讓人沉浸在浪漫的氣息中。

Image Memo

安定感、踏實感	★★★
喜悅和幸福、性感的	★★★★
協調、寧靜	★★★★
溫柔的包容感	★★★★
提升感性	★★★
神聖的感覺、冥想感	★★

香氣的
印象風景

站在浮在愛琴海的希臘小島上眺望黃昏時的天空。此時的天空呈現淡藍色和粉紅色各一半，而其交界處的薰衣草色更是不似人間會有的美。金星是第一個出現在天空的星星，在它開始閃爍之後，就彷彿是女神要降臨一樣……天竺葵的香氣會讓人聯想到這樣的情景。

近來讓最你感動的事情是什麼呢？你最後一次流眼淚是什麼時候呢？我能理解你因為壓力和工作而沒有多餘的心力注意到這種事情。所以你要不要在這短暫的時光裡和我一同前往美麗的夢想世界呢？請忘卻理性用心靈去感受，譬如說試著把意識放在美麗的色彩或是聲音的回響，又或者是舒適的香氣亦或各種不同的觸覺上。這樣一來，豐沛的感情就會從心靈內湧現出來。你的表情是不是也放鬆了呢？就算你不想努力、不故作堅強也沒有關係喔。你心中會再度萌生感受性和創造力，並且把你變得像是充滿著愛與美的維納斯女神。

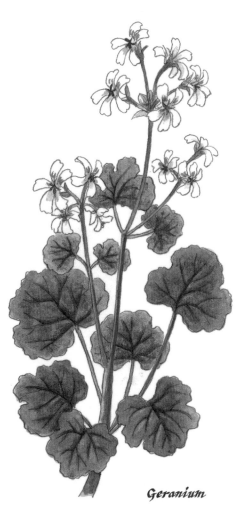

Geranium

Rose otto
奧圖玫瑰

用無條件的愛包容心靈

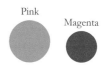
Pink　Magenta

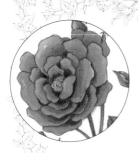

- 學名　　　Rosa damascena
- 科名　　　薔薇科
- 萃取部位　花瓣
- 萃取方法　水蒸氣蒸餾法
- 調性　　　中味～後味
- 香氣強度　中～強
- 主要成分　香茅醇、香葉醇、苯乙醇等
- 主要產地　保加利亞、土耳其、俄羅斯等
- 香氣特徵　甜蜜濃郁的花朵香氣
- 注意事項　懷孕期間請勿使用

Keyword：愛、美、包容

【精油的特性和主宰色彩】

奧圖玫瑰精油擁有的顏色和香氣都充滿著粉紅色的能量，會讓人察覺到自己是被人接受並且愛著。「接受原本的自己」是粉紅類型人的人生重要課題。奧圖玫瑰精油能夠療癒心靈並補充愛的能量。同時還能用幸福感填滿內心，給予人們勇氣再次開始充滿愛的生活。洋紅類型的人很容易給予他人過多的愛以至於過度消耗，而奧圖玫瑰精油可以為洋紅類型人提升接受愛的能力，為他們帶來心理的平衡。

【心理作用】

奧圖玫瑰精油在安定情感的同時還能振奮心情。而且還能夠和緩情感的紛亂，例如：憂鬱狀態、悲哀感嘆和嫉妒等情緒，並且放鬆神經緊張和壓力狀態，帶給人們溫柔的心情。

【生理作用】

女性荷爾蒙的調節作用（特別針對經期不順、經前緊張、性障礙）、強心作用、強化子宮作用、消化系統不適（噁心、便祕等）的改善等。

【護膚作用】

提供老化肌膚、乾燥肌膚強效的保濕作用及抗發炎作用等。

【使用時機】

在愛情中受傷而感到失望和孤獨的時候，或是覺得很難愛自己的時候，最適合使用。可將奧圖玫瑰精油混合基底油塗抹在上胸頸部並且加以按摩，藉以療癒自己。

【植物特徵】

用水蒸氣蒸餾法從大馬士革玫瑰中萃取出的精油被稱為奧圖玫瑰精油。「Otto」在土耳其語中是「水」的意思。玫瑰因其美妙的香氣和美麗的花朵被視為花中女王，據說埃及豔后為了要誘惑安東尼也使用了玫瑰。世上有著各式各樣的玫瑰傳說，玫瑰在歷史上也常被用在宗教繪畫、紋章和象徵符號上。

奧圖玫瑰
香氣描述

令人感覺花瓣好像在心臟處緩緩地綻放，整個人似乎被溫柔地包圍住一樣。溫暖柔和的香氣滲透進所有細胞之中。在陽光之下連心都被融化了，讓人想要再次嘗試培育愛情。

Image Memo

安定感、踏實感	★★★★
喜悅和幸福、性感的	★★★★
協調、寧靜	★★★★
溫柔的包容感	★★★★★
提升感性	★★★
神聖的感覺、冥想感	★★★★

香氣的
印象風景

初夏時在英國鄉村的英式花園。惹人憐愛的花朵們、鮮豔的青草綠意，還有飄散在各處的玫瑰香氣……奧圖玫瑰精油的香氣會讓人聯想到這樣的情景。

精油傳遞出的訊息

來吧，到我的身邊來吧。因
為我想要溫柔地抱住你。我
會幫你消除所有認為愛不存
在的想法、或是不知道如何
去愛人，以及要怎麼做自己
才會被愛的不安。你之所以
會存在於這個世界上，是命
運絲線經過好幾個世代交織
而成的奇蹟。你的存在就是
值得被愛並且被人需要著，
放開跟愛情有關的痛苦和悲
傷，再次將愛帶到你的人生
裡吧。這樣一來，孤獨的日
子應該就會成為褪色的過
去，而你也將發現你現在擁
有著玫瑰色的人生。

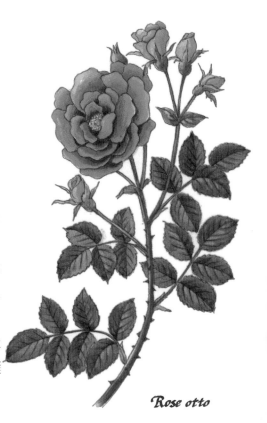

Rose otto

Angelica
歐白芷

賦予擺脫依賴感的勇氣

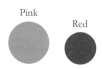

Pink

Red

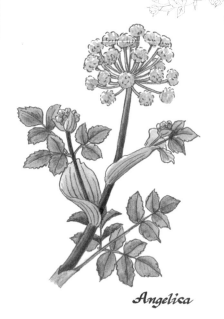

Angelica

- 學名　　　Angelica archangelica
- 科名　　　繖形花科
- 萃取部位　種子和根部
- 萃取方法　水蒸氣蒸餾法
- 調性　　　後味
- 香氣強度　中～強
- 主要成分　沈香醇、龍腦、檸檬烯、香檸檬腦等
- 主要產地　北歐、比利時、英國等
- 香氣特徵　有甜味的香草氣味中又帶有些微麝香味的香氣
- 注意事項　懷孕中請勿使用、對敏感性肌膚有刺激性、具有光毒性，需少量使用

Keyword：自立、自我信賴

【精油的特性和主宰色彩】

歐白芷精油是從種子和根部萃取出來的，因此和自己的根源（本質）息息相關，並且能幫助人們找回踏實感。最適合會令人聯想到大地和血液顏色的紅色類型人，以及和子宮顏色有關的粉紅類型人。歐白芷精油可以幫助人們察覺真正的心情和欲求，並且給予心靈率直行動的勇氣。

【心理、生理、護膚作用】

心理：歐白芷精油具有刺激神經的功效，所以可以舒緩神經疲勞和壓力並且幫助恢復活力。亦具有強化心靈、恢復心理平衡的功效。

生理：解毒、抗病毒、興奮、發汗、強化內臟、增進食慾、殺菌、女性荷爾蒙的調節、鎮痛等作用。

護膚：抗發炎作用等。

【使用時機】

無法信賴自己的時候、有想要做的事情卻因為缺乏自信而無法付諸行動時最適合使用。可添加芳香噴霧或是香水中，做為秘密香氣使用。

【植物特徵】

歐白芷在英文中被稱為Angelgrass（天使之草），據傳歐白芷要到米迦勒節當天才會開花，因此一直被用在神祕的儀式當中。不僅如此，因其具有強效的解毒作用和抗病毒作用，所以在歐洲是很貴重的植物。也會被加在利口酒或是琴酒中添加香氣。

精油傳遞出的訊息

在感受到自己心中的脆弱和敏感時，請相信你是穩穩扎根在大地之中。請相信自己擁有巨大的能力，並且試著主張自己想要做的事情。能夠改變人生的事物並不是他人的幫助，而是由自己勇氣促成的行動。

Palmarosa
玫瑰草

將人生的苦澀轉化成甜蜜

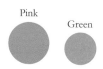

Pink　Green

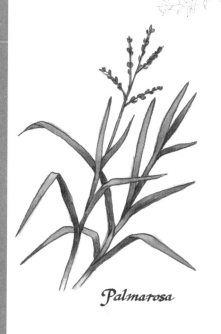

Palmarosa

- 學名　　　Cymbopogon martini
- 科名　　　禾本科
- 萃取部位　葉子
- 萃取方法　水蒸氣蒸餾法
- 調性　　　前味
- 香氣強度　中等
- 主要成分　香葉醇、芳樟醇、香茅
　　　　　　醛、乙酸香葉酯等
- 主要產地　印度、爪哇島、馬達加
　　　　　　斯加、塞席爾等
- 香氣特徵　帶有些微的玫瑰甜蜜花
　　　　　　香又有點澀味的香氣
- 注意事項　懷孕中請勿使用

Keyword：安心感、爽朗、慈悲

【精油的特性和主宰色彩】

玫瑰草的香氣可以溫柔地包容人心並且撫慰心中纖細的情感。粉紅類型的人很容易被女性特有的嫉妒和煩躁所困擾，而玫瑰草精油則可以包容粉紅類型的人。而且還會在他們因為依賴感而想要追尋愛情時，告訴他們愛自己、原諒自己、對自己好一點的重要性。不僅如此，玫瑰草精油還能幫助綠色類型的人放開過去的痛苦經驗進而重新出發。

【心理、生理、護膚作用】

心理：玫瑰草精油能夠淨化、解放情緒不穩的狀態，尤其針對因嫉妒和猜疑引起的煩躁特別有效，並且能帶給人安心感。可以改善消沉的心情提升幹勁，同時安定情感。

生理：消化系統的強化、降溫、增進食慾（對精神狀態引起的食欲不振也有效）、鎮痛等作用。

護膚：預防感染、皮膚再生、恢復肌膚水分平衡等。

【使用時機】

心靈變得容易受傷又敏感的時候、情緒不穩定卻又過度逞強的時候最適合使用。玫瑰草精油可用在精油澡，或是和玫瑰精油一起調配成香水噴在身上。

【植物特徵】

此精油亦以「印度天竺葵」之名為人所知，因為其具有玫瑰的香氣，所以有時候會被用來增加玫瑰精油的分量。玫瑰草的香氣會依因生長的土地不同而帶給人不同的印象，這也是其特徵之一。常被用在香水、護膚產品的原料和肥皂上，是很受歡迎的精油。

精油傳遞出的訊息

你認為你的人生很美好嗎？受傷害、事情不順利、寂寞，這一切都是神為了讓你更加幸福而為你準備的課程。當你能夠享受這些過程時，玫瑰色的人生就已經在你手上了。

Lotus
齒葉睡蓮

帶來愛與慈悲

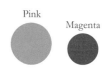

Pink
Magenta

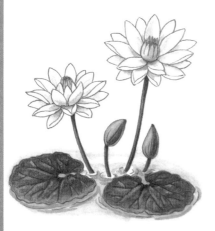

Lotus

- 學名　　　Nymphaea lotus
- 科名　　　睡蓮科
- 萃取部位　花瓣
- 萃取方法　溶劑萃取法
- 調性　　　中味～後味
- 香氣強度　強
- 主要成分　呋喃、十五烷、十四醇
　　　　　　等
- 主要產地　印度等
- 香氣特徵　花香裡又帶著有深度的
　　　　　　異國情調香氣
- 注意事項　無

Keyword：頓悟、原諒、自我包容

【精油的特性和主宰色彩】

齒葉睡蓮精油可以讓人了解人生不只是有美好的一面，並且賦予人們接受、原諒並且體諒現狀的能量。蓮花是從淤泥中綻放出美麗的花朵。淤泥就好比是人生的心酸和痛苦，我們從中獲得了豐富經驗。粉紅類型和洋紅類型的人傾向只從事物美好的一面找出其價值，此精油正好可以幫助他們。

【心理、生理、護膚作用】

心理：能夠帶來放鬆的心情和安心感，因此具有能夠讓心理沉靜並且鎮靜負面感情的功效。

生理：此精油並非用於塗抹在皮膚上的種類，固不贅述。

護膚：此精油並非用於塗抹在皮膚上的種類，固不贅述。

【使用時機】

忙於照顧他人而忽略了自己的事情時，或者是想要對自己好的時候最適合使用。可以享受薰香的樂趣也可以隨身攜帶齒葉睡蓮的香水。

【植物特徵】

常見於印度和東南亞等地區，是和佛教跟釋迦牟尼很有淵源的花。會從水中的泥沙綻放出大朵的花，花期從初夏跨越整個夏天。其精油因為數量稀少所以很昂貴，被用在香水和蠟燭的原料等用途上。學名源自於Nymph（妖精）。

精油傳遞出的訊息

要是覺得心裡面總是缺少了什麼、並且渴望著什麼的話，這有可能是「只有單方面的付出愛情，卻沒有得到回報」的警訊喔。請先給予你自己溫柔和慈悲吧。這樣子的愛才能治癒你的痛苦，讓你內心的美好盛開。

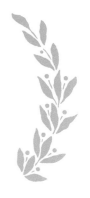

橘色香氣

找回人生的深度喜悅
解放和成功的香氣

橘色是柑橘類水果的顏色，或是綻放在
南國花朵給人的印象色彩。給人感覺像是濃
縮過的濃郁柑橘或是花朵香氣，這正是療癒
橘色類型人的精油特徵；聞到這些香氣時，
美妙氣味會滲透進身體深處並且令人感受到
喜悅。

豐富芳醇的香氣能夠賦予心靈和身體能
量，並且指引我們，讓我們能再次找回自己
人生中的純粹欲求。在我們覺得快要放棄努
力和堅持，忍不住要轉向眼前的快樂來逃避
現實時，橘色類型精油能夠賦予我們客觀地
檢視現實的力量。

推薦精油

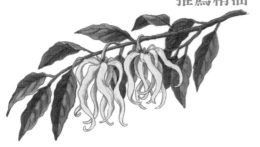

為心靈和身體帶來至高無上的幸福
依蘭 →P.86

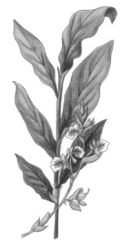

指引出人生的方向
荳蔻 →P.90

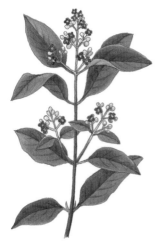

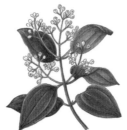

肉桂葉
→P.98

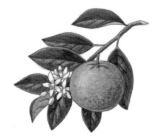

橘子／柑
→P.100

解放執迷不悟的想法
檀香 →P.94

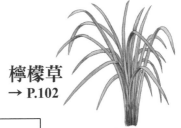

檸檬草
→ P.102

推薦精油配方請參考P.232～237。

Ylang-ylang
依蘭

為心靈和身體帶來至高無上的幸福

Orange

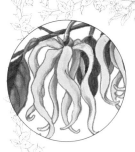

- 學名　　　Cananga odorata
- 科名　　　番荔枝科
- 萃取部位　花瓣
- 萃取方法　水蒸氣蒸餾法
- 調性　　　中味～後味
- 香氣強度　強
- 主要成分　乙酸苄酯、沈香醇、石竹烯等
- 主要產地　菲律賓、留尼旺島、馬達加斯加等
- 香氣特徵　融合了花朵甜蜜氣味和異國情調芬芳的東洋
　　　　　　風香氣
- 注意事項　懷孕中請勿使用、對敏感性肌膚有刺激性、
　　　　　　過量使用可能導致頭痛和噁心

Keyword：自信、興奮、解放

【精油的特性和主宰色彩】

依蘭綻放著接近橘色的深黃色花朵。其精油具有橘色的能量，可以再次地連結身體、感覺和情感，並且喚醒充滿活力的能量。可幫助我們解放過去的創傷，或是現在感受到的負面情感，並且將孤獨感和落寞感轉化成喜樂。在處於驚嚇或是壓力狀況之下，或是感到身體、感官和情感不一致時最適合使用依蘭精油。

【心理作用】

因為依蘭精油能夠放鬆神經，所以可以鎮靜慌亂或是興奮狀態，並且帶來喜悅感情。能夠舒緩憤怒和不安等的感情，幫助穩定心情和恢復自信。

【生理作用】

女性荷爾蒙的調節、催情、鎮靜、強化子宮、降血壓，改善過度換氣症狀，有殺菌消毒等作用。

【護膚作用】

調節皮脂平衡、頭皮的刺激和強化作用等。

【使用時機】

被責任感和壓力綁住而無法放鬆心情時，或是因為缺乏自信導致不安又消沉的時候，可利用依蘭精油的薰香或精油澡來放鬆，也很適合做成香水來使用。

【植物特徵】

依蘭這個名字在菲律賓語中稱為「花中之花」。據說其濃郁甜蜜的香氣具有催情作用，自古以來在印尼就有將依蘭的花瓣灑在新婚夫婦床上的習俗。不僅如此，據說居住在太平洋諸島的女性會將此精油和椰子油調配再一起，做為護膚或護髮之用。

依蘭
香氣描述

如同甜膩蜂蜜的芳醇香氣從心裡擴散到身體裡，不斷地湧現高昂的興奮感。

Image Memo

安定感、踏實感	★★★
喜悅和幸福、性感的	★★★★★
協調、寧靜	★★★
溫柔的包容感	★★★
提升感性	★★★
神聖的感覺、冥想感	★★

香氣的
印象風景

在峇里島烏布的室外舞台欣賞到的夜晚巴里民俗舞蹈。甘美朗打擊樂器的回響、色彩繽紛的華麗服裝、舞者妖豔的手勢和表情，還有熱帶花朵的香氣交織在濕熱的空氣和火炬的光線中……依蘭精油會令人聯想到這種快要讓人忘卻現實的情景。

精油傳遞出的訊息

你要不要試著跟我一起開啟感官之門呢？我會一點一滴地解放舒緩你那因為知性、理性和責任感而造成的僵硬緊繃。在那扇門的另一邊是充滿著至高無上幸福的樂園，在那裡你會有甜蜜到要融化一樣的感受。而在你心中沉睡的喜悅興奮感正要甦醒。盡情品味從內心湧出熾熱能量的亢奮感吧。你有沒有感覺到原本在你內心深處的憤怒和不滿在不知不覺中融化消失，而且還漸漸轉變為幸福感和溫柔的心情呢？只要你一從身體深處開始放鬆，就應該會察覺無可動搖的自信早就已經掌握在你手上。

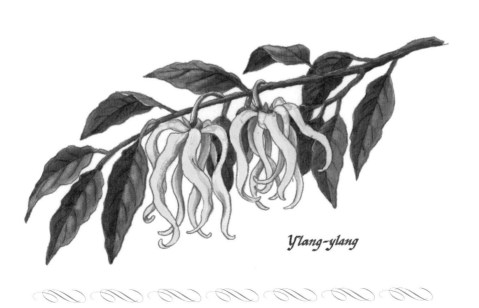

Ylang-ylang

Cardamom

荳蔻

指引出人生的方向

Orange   Yellow

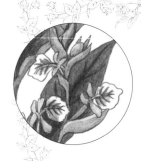

- 學名　　　　Elettaria cardamomum
- 科名　　　　薑科
- 萃取部位　　種子
- 萃取方法　　水蒸氣蒸餾法
- 調性　　　　中味
- 香氣強度　　中～強
- 主要成分　　松油烯-4-醇、檸烯、檜烯等
- 主要產地　　法國、南美、印度、斯里蘭卡等
- 香氣特徵　　如同甜蜜辛辣的苦澀檸檬的香氣
- 注意事項　　對敏感性肌膚有刺激性

Keyword：滿足、充實感、豐富

【精油的特性和主宰色彩】

荳蔻精油是從儲存大量生命力的種子中萃取出來，能夠在橘色類型的人失去原有活力和挑戰精神時幫助他們補充能量，並且讓他們再度復活。荳蔻精油還能夠幫助人們察覺到自身的欲求，發現自己真正想要做的事情為何，以及再度統合破碎的感官，進而朝向充滿機會又豐富的充實人生。此外，黃色類型的人很容易被緊張和不安所困，而荳蔻精油可以賦予他們安心感和滿足感，因此也很適合黃色類型的人使用。

【心理作用】

辛辣又清爽的香氣能賦予活力和興奮感，改善精神上的疲勞狀態。另外，針對不安、混亂和過度擔憂的狀態，也能帶來舒緩及平衡的效果。

【生理作用】

消化器官不適（特別針對大腸激躁症、便祕、腹部脹氣）的改善、增進食慾、興奮、利尿、強化腦部和神經系統等。

【護膚作用】

促進血液循環、抗發炎作用等。

【使用時機】

因為過度擔憂而感到不安時、覺得有精神壓力時，或者是失去挑戰事情的幹勁和活力時最適合使用。可用在精油澡，或是塗抹在覺得緊繃的身體部分後加以按摩。

【植物特徵】

在中國和印度被當作香辛料及藥物的歷史已有三千年以上。Cardamom一詞在梵語中意為「刺激又辛辣的事物」。因其風味獨特，所以荳蔻也是世界上常見的調味用香料。在日本也很受歡迎的印度拉茶也一定會添加荳蔻，據說荳蔻在東歐的料理中則是被用來消除大蒜的氣味。

荳蔻
香氣描述

具有能刺激食慾、令人感到美味的香氣，會帶給身體背部放鬆和舒適。另外，也會讓你湧起一股強烈的興奮感。

Image Memo

安定感、踏實感	★★★
喜悅和幸福、性感的	★★★★
協調、寧靜	★★★
溫柔的包容感	★★★
提升感性	★
神聖的感覺、冥想感	★

香氣的印象風景

印度民家的日常風景。一邊眺望著沒入恆河對岸的夕陽，一邊感受香料、咖哩還有濃郁拉茶的香氣從廚房裡飄散出來。既溫暖又幸福，而且興奮的情緒也從內心一起滿溢出來。荳蔻精油令人聯想到這樣的景象。

精油傳遞出的訊息

對你來說真正的富足是什麼呢？你可不能因為不安、緊張和過度擔憂就放棄了你的目標。請跟我一起不斷地深呼吸。你有沒有感覺到漸漸地恢復鎮靜感和安心感，也被充飽能量，自己打從心裡想做的事情也越來越清楚了呢？來吧，為了你想要的事物付諸行動。你再也不需要被過去束縛，也不需要擔心未來。真正的富足並非是從外界看得到的結果，而是取決於內心的充實感。當你的內心已經被滿足了，機會和成功一定會來到你身邊。

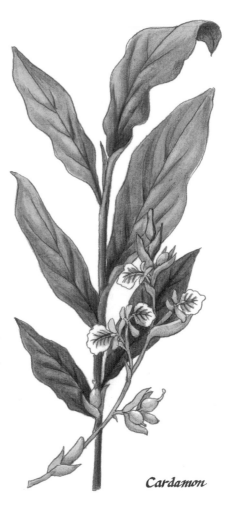

Cardamon

Sandalwood

檀香

解放執迷不悟的想法

Orange　　Red

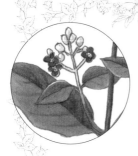

- 學名　　　　Santalum album
- 科名　　　　檀香科
- 萃取部位　　樹幹（心材）
- 萃取方法　　水蒸氣蒸餾法
- 調性　　　　後味
- 香氣強度　　中等
- 主要成分　　白檀油烯醇、檀香烯等
- 主要產地　　印度南部、爪哇島、婆羅洲、斯里蘭卡等
- 香氣特徵　　帶著木質氣味又辛辣溫暖有深度的香氣
- 注意事項　　無

Keyword：冥想、寂靜、統合

【精油的特性和主宰色彩】

檀香是皮質色黃的木材。其香氣能夠統合心靈和身體，當腦中有擺脫不了的不安、執迷不悟或是想法時，檀香精油可以將淨化精神。當橘色類型的人被過去發生的事情侷限住而無法前進時，檀香精油可以成為強大的助力。檀香精油可以幫助人們放開不必要的過去和找回自己的本質，並且將焦點聯結到現在這個時間點上。不斷追求「活著」的真正意義的紅色類型人，也很適合檀香精油。

【心理作用】

檀香的香氣溫暖又充滿深度，具有舒緩神經的緊張不安及精神壓力，並且有放鬆心靈和身體的功效。同時還能帶來神聖的冥想時間，讓其功效作用在內心的深處。

【生理作用】

預防感染作用（特別針對呼吸系統、泌尿系統）、催情作用、鎮靜作用、強化內臟作用等。

【護膚作用】

針對乾燥肌膚及老化肌膚的保濕、軟化肌膚、殺菌消毒等作用。

【使用時機】

想要取回內心的深度寧靜時，或者因為不安和執迷不悟而覺得停滯不前的時候，可以一邊享受檀香精油的薰香，一邊試著閉上眼睛冥想。

【植物特徵】

檀香這種喬木在東方被廣泛地運用在家具及寺院的建材已有四千年以上的歷史。其香氣因具有強力的鎮靜效果，所以在印度教和其他為數眾多宗教裡扮演著冥想和宗教儀式時不可或缺的要角。檀香被認為具有解放死者靈魂的力量，所以有些地方也有在喪禮中焚燒檀香的習俗。在日本則是以線香、雕刻木材和扇子的原料廣為人知。別名：白檀。

檀香
香氣描述

令人聯想到寺廟，能夠引領人們進入深度冥想，讓沉靜的香氣慢慢地擴散在身體內。就連呼吸也自然變深，令人覺得自己被寂靜所包圍。

Image Memo

安定感、踏實感	★★★★
喜悅和幸福、性感的	★★★
協調、寧靜	★★★★
溫柔的包容感	★★★
提升感性	★★★
神聖的感覺、冥想感	★★★★★

香氣的
印象風景

秋天的京都。刻意避開人聲鼎沸的觀光名勝，轉而來到遠離塵囂的寂靜寺廟裡。例如嵯峨野的祇王寺，鮮豔的紅色楓葉和焚燒著的薰香。只要停駐在有別於日常生活的寧靜中，就會察覺到真正重要的事物，檀香精油令人聯想到這樣的情景。

精油傳遞出的訊息

在因為過度忙碌、混亂而導致心靈和身體都很疲憊的時候，跟著我一起前往靜寂的世界吧。別再不停煩惱過去和未來的事情了。你存在於現在這個當下。我希望你確立自己的本質，並且再次思考人生的意義。隨著深呼吸去感受內心深處一起解放的感覺。放開不再必要的思考和感情吧。這樣，純粹神聖又嶄新的事物就會進駐到你的腦中。你的心理、身體和靈魂都已再次整合，應該能夠用和昨天不同的角度思考事情。在你難過的時候，隨時都能夠來到我所在的寧靜地方。

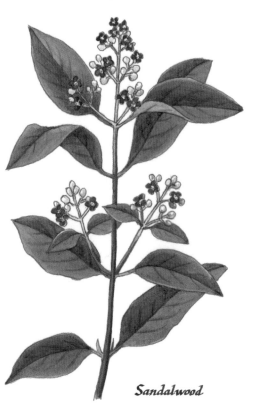

Sandalwood

Cinnamon leaf

肉桂葉

放開過去、
帶來活在當下的喜悅

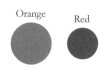

Orange Red

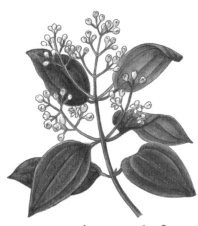

Cinnamon leaf

・學名	Cinnamomum zeylanicum
・科名	樟科
・萃取部位	葉子
・萃取方法	水蒸氣蒸餾法
・調性	後味
・香氣強度	中～強
・主要成分	沈香醇、丁香酚、桂皮醛等
・主要產地	印尼、斯里蘭卡、爪哇島、馬達加斯加等
・香氣特徵	甜蜜辛辣的氣味中又帶有些微麝香味的香氣
・注意事項	懷孕中請勿使用、對敏感性肌膚有刺激性

Keyword：活力、光輝

【精油的特性和主宰色彩】

甜蜜馥郁的肉桂葉香氣可以幫助我們放開對過去的執著和後悔，並且告訴我們如何享受當下這一瞬間。橘色類型人的重要人生課題是如何放開過去，而肉桂葉精油正好適合他們。肉桂葉精油可以給予我們支持，幫助我們在當下的這個時間點，和周圍連結在一起。同時也很適合想要提升生活能量的紅色類型人。

【心理、生理、護膚作用】

心理：肉桂葉精油可以活化因疲憊造成的無精打采狀態，並且提升積極向前的幹勁，還能幫助我們自孤獨感和孤立感中解放，為心靈加油打氣。

生理：呼吸系統的強化、預防感染、興奮、強心、鎮痛，改善消化系統不適等。

護膚：收斂作用等。

【使用時機】

最適合在人生過得很沒活力時、或是認為自己什麼都做不到而感到挫折的時候使用。可以在注入熱水的馬克杯裡滴入肉桂葉精油做為薰香使用。

【植物特徵】

肉桂是全年都會開花的鏽紅色樹木，而且自古以來就是被用來做寺院薰香的珍貴香料，在埃及、希臘、中國等地還被認為具有強化內臟和消毒等作用。一般來說，都是以從葉子萃取出來的成分製成肉桂葉精油使用。

精油傳遞出的訊息

全年都不斷綻放著花朵的我想要告訴你一件事情，那就是你的人生總是充滿著可能性，不論是在哪一個季節、不論你活到了幾歲，在人生的每個瞬間都有屬於那一瞬間的光輝。你要不要先把對過去的後悔和對未來的不安擺到一邊，試著在這個當下盡全力努力看看呢？今天的成就感一定會將你指引到明天的成功。

Mandarin
橘子 / 柑

指引出真正的豐饒人生

Orange

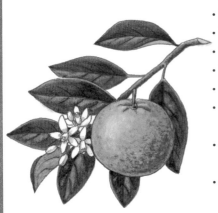

Mandarin

- 學名　　　Citrus reticulata
- 科名　　　芸香科
- 萃取部位　果皮
- 萃取方法　壓榨法
- 調性　　　前味～中味
- 香氣強度　中～強
- 主要成分　檸檬醛、檸烯、香葉醇、香茅醇等
- 主要產地　巴西、西班牙、義大利、美國等
- 香氣特徵　甜蜜的花朵氣味中又帶有芳醇的柑橘類香氣
- 注意事項　具有光毒性

Keyword：豐饒、自我確立

【精油的特性和主宰色彩】

橘色的橘子精油是會賦予人們活力的精油。橘色類型的人在邁向成功的過程中，容易失去自信或是陷入不安和混亂的狀態裡，而橘子精油能夠給予他們支持的力量。橘子精油能夠讓人們察覺到自己內心所擁有的豐富智慧和才能就像結實纍纍的果實一樣，並且幫助他們帶來喜悅和成就感。

【心理、生理、護膚作用】

心理：橘子精油的香氣結合了清爽和甜蜜的氣味，能夠讓心情煥然一新。並且具有舒緩不安和憂鬱情緒，進而轉換心情、恢復活力的功效。

生理：增進食慾、強化肝臟、活化新陳代謝、促進消化作用、舒緩腸道脹氣、舒緩經前症候群（PMS）等。

護膚：皮膚再生作用（改善疤痕和妊娠紋）等。

【使用時機】

被現實追著跑而失去享受眼前事物的閒暇時，或者是因為沒有具體成果而陷入不信任自己的狀態等，這時候最適合使用。可以享受橘子精油的薰香或者是製作成香水或芳香噴霧帶在身上。

【植物特徵】

Mandarin一詞的語源在過去曾是用來指稱中國高級官僚。這種果實跟柳橙很相似，據說過去中國人將橘子獻給他們的君王以示尊重，這就是橘子的英文名稱由來。義大利產的橘子萃取出的精油品質特別好，也常被用來當作香水的原料。

精油傳遞出的訊息

你一定要相信閃耀的才能沉睡在你的心中。只有你自己能夠察覺到這份才能並且讓它開花結果。相信自己光輝的意念就像蝶蛹羽化成蝴蝶一樣，會讓你的魅力飛翔在這個世界上。來吧，跟我一起品嘗豐碩的果實吧。

Lemongrass
檸檬草

再度發現自己的可能性

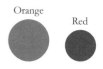

Orange
Red

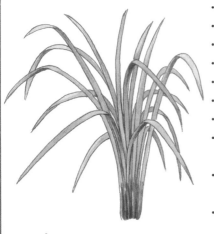

Lemongrass

- 學名　　　　Cymbopogon citratus
- 科名　　　　禾本科
- 萃取部位　　葉子和莖部
- 萃取方法　　水蒸氣蒸餾法
- 調性　　　　前味
- 香氣強度　　強
- 主要成分　　檸檬醛、檸烯、香葉醇等
- 主要產地　　斯里蘭卡、印度、尼泊爾、
　　　　　　　非洲、中國等
- 香氣特徵　　甜蜜的檸檬柑橘氣味中帶有
　　　　　　　些微的土地香氣
- 注意事項　　對敏感性肌膚有刺激性，需
　　　　　　　少量使用

Keyword：挑戰、可能性

【精油的特性和主宰色彩】

檸檬草精油可以讓我們有勇氣迎向挑戰，並且賦予我們活力和自信。適合總是朝向目標前進的橘色類型和紅色類型人使用。當感受到自己的極限而快要放棄某些事物的時候，請試著借用這個精油的力量。檸檬草的香氣可以鼓舞心靈，激發勇於追求夢想和可能性，並且引領我們擁有豐富的世界觀和人生觀。

【心理、生理、護膚作用】

心理：檸檬草精油的香氣可以給予身體舒服的刺激感，並且能在人疲勞困頓的情況下補充能量、還有恢復生氣的功效。能夠幫助我們解放沉重和鬱悶的情感。

生理：強化內臟、增進食慾、消化系統不適的改善、興奮作用、呼吸系統感染症狀（感冒、支氣管炎等）的舒緩、防蟲作用，改善時差反應等。

護膚：調節皮脂平衡、預防感染、收斂、消除體臭等作用。

【使用時機】

無法專心處理事情而想要放棄時，或者是因為疲憊而失去幹勁等時候最適合使用。建議製作成芳香噴霧隨身攜帶，隨時保持清新的狀態。

【植物特徵】

檸檬草被認為具有降溫和預防感染功效，因此數千年以來在印度一直是人們熟知的草藥。檸檬草的莖部除了用來製作成花草茶之外，也是泰國料理中的酸辣蝦湯和咖哩等不可或缺的調味香料。

精油傳遞出的訊息

限制你自己可能性的人，會不會就是你自己呢？只要你能拿出真正的熱情和勇氣，就能實現所有願望。一次或兩次的失敗只不過是獲得成功的必經之路而已。勝利女神一定會對著勇於挑戰的你露出微笑。

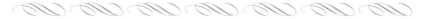

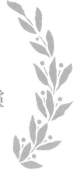

黃色香氣

洗淨負面思考的影響以舒緩心靈
帶來淨化和放鬆感的精油

　　淨化（排毒）和放鬆是療癒黃色類型人
的精油關鍵字。跟黃色有關連的脈輪位於人
體的腸胃區，因為這部分也是最容易感受到
外界壓力的區域，所以需要淨化和保護。黃
色香氣的特徵分為兩大類，一類是清爽的氣
味（淨化）；另一類則是令人感覺沉穩鎮靜
的氣味（保護）。尤其是淨化系精油在嗅聞
時會給人清爽的感覺，此一特性能夠讓人體
驗到附著在身心上的負面影響被洗滌乾淨的
感受。位於心靈和身體的毒素消失之後，應
該會再度恢復輕盈的心情。

推薦精油

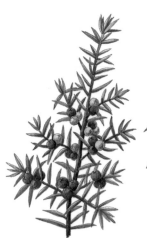

淨化負面的狀態

杜松 →P.106

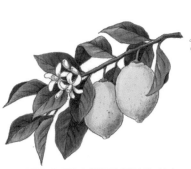

淨化心靈同時賦予堅強的意志

檸檬 →P.110

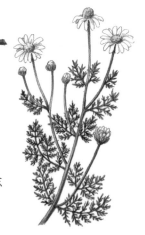

包容安撫疲憊的心靈

羅馬洋甘菊 →P.114

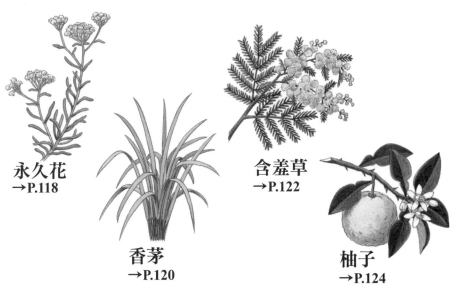

永久花
→P.118

香茅
→P.120

含羞草
→P.122

柚子
→P.124

推薦精油配方請參考P.238～243。

Juniper
杜松

淨化負面的狀態

Yellow　Blue

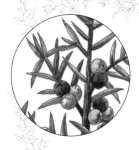

- 學名　　　　Juniperus communis
- 科名　　　　柏科
- 萃取部位　　漿果
- 萃取方法　　水蒸氣蒸餾法
- 調性　　　　中味
- 香氣強度　　中等
- 主要成分　　α-蒎烯、檜烯、月桂烯、檸烯等
- 主要產地　　北義大利、匈牙利、法國、南斯拉夫等
- 香氣特徵　　清爽的木質氣味中又帶有些微的香脂香氣
- 注意事項　　懷孕中請勿使用、對敏感性肌膚有刺激性、
　　　　　　　如有慢性腎臟疾病請勿使用

Keyword：淨化、保護、強化

【精油的特性和主宰色彩】

杜松花是黃色，而果實則是帶有些微的藍色。黃色類型的人心思細膩又對來自周圍的影響很敏感，杜松精油正好可以幫助他們消除負面情緒的影響，保護他們不受外界傷害。杜松精油可以淨化內心的不安、混亂和精神壓力，並且賦予人們面對困難的堅強意志。而藍色類型的人跟黃色類型的人一樣，很容易受到負面情緒的影響而變得消沉或是無精打采，所以也很適合使用杜松精油。

【心理作用】

杜松精油可以為無精打采或是憂鬱的心情帶來正向刺激，並且可以振奮精神，把心境轉化為積極正向的態度。尤其是在人們神經疲憊時更能發揮效果。因為杜松精油具有強烈的保護作用，所以可以保護人們不受其它人的負面思考和負面氣場影響，並且淨化體內的負面能量。

【生理作用】

解毒作用、利尿作用、血液的淨化作用、橘皮組織和肥胖的改善、關節炎和風溼症狀的緩和、催產、充血、發汗、催經、氣場的淨化等。

【護膚作用】

抑制油性肌膚的皮脂分泌、淨化青春痘肌膚、抗發炎作用等。

【使用時機】

當負面情感殘留在心中時，或是感受到人們或是氣場的不良影響時，可利用杜松的精油澡淨化身心靈。

【植物特徵】

杜松被認為是可以避邪的樹木，所以在西藏和各地的宗教儀式中都會焚燒杜松。此外，據說法國的醫院會使用杜松淨化空氣和預防傳染病。甚至在舊約聖經中記述了疲憊不堪的預言者曾經在杜松樹下睡著的事蹟，這正好說明了杜松能夠讓疲憊的身心恢復活力的特質。而杜松的另一個知名用途就是為琴酒增添香氣。

杜松
香氣描述

帶有刺激性又強烈的香氣可以一舉洗淨心靈、身體和氣場。或者可以說有種自己被氣場障壁保護著的感覺。

Image Memo

安定感、踏實感	★★
喜悅和幸福、性感的	★★
協調、寧靜	★★★
溫柔的包容感	★★
提升感性	★★★★
神聖的感覺、冥想感	★★★

香氣的
印象風景

自己的身體漂浮在死海上的姿態。自然界中濃度最高的鹹水所孕育出強大的浮力帶給我們不可思議的安心感，讓我們有就算放掉身體所有的力氣也絕對不會沉下去的確信。令人回想起很久以前我們漂浮在母親體內羊水裡的感覺，杜松的精油讓人聯想到這樣的景象。

如果你老是被不確定的擔憂所困擾，而且總是只想著事情消極的那一面的話，你可能需要我的幫助。跟著我一起，把你一直以來藏在自己心中的不安情緒淨化。只要你能夠放下心中的不安，活力和喜悅應該就會把這個空缺填補起來，並且在你心中孕育出堅強的意志。自己該做的事情是什麼，還有如何實行你心裡想做的事情，你只要思考這兩件事情，之後所有的一切都會往好的方向發展。我會保護你，讓你完全不會受到你周圍的負面情況影響，所以我希望你能夠安心地邁向你真心喜歡的道路，並且享受這段過程。

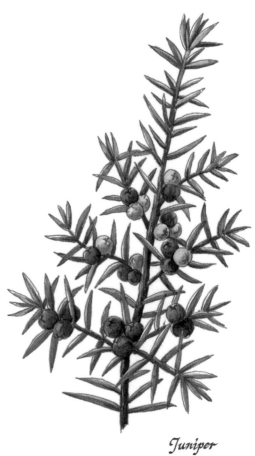

Juniper

Lemon

檸檬

淨化心靈同時賦予堅強的意志

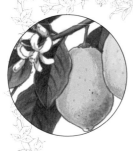

- 學名　　　　Citrus limon
- 科名　　　　芸香科
- 萃取部位　　果皮
- 萃取方法　　壓榨法
- 調性　　　　前味
- 香氣強度　　中～強
- 主要成分　　檸烯、檸檬醛、沈香醇等
- 主要產地　　義大利、西班牙、美國、巴西等
- 香氣特徵　　清爽新鮮又帶有強烈柑橘酸味的香氣
- 注意事項　　對敏感性肌膚有刺激性、具有光毒性

Keyword：刺激、意志、思緒清晰

【精油的特性和主宰色彩】

從鮮黃色果皮萃取出來的檸檬精油可以淨化我們的心靈。當腦中充滿了不安和擔憂而導致心靈受困無法動彈時，檸檬精油可以幫助我們將抑鬱的狀態一掃而空，讓我們能夠理性地看清情況。對於容易焦慮的黃色類型人來說，檸檬精油應該可以算是救世主吧。不僅如此，檸檬精油還能保護我們不受他人的負面影響，提高我們對自己的信任感和安心感，所以

在我們猜疑心變得越來越重時，檸檬精油也能幫助我們釐清自己的想法。

【心理作用】

檸檬精油的清新香氣可以提升專注力、清醒腦袋並且幫助人們恢復冷靜，還能緩和不安感，讓過度興奮的情緒鎮靜下來，同時還能讓人心情變開朗、賦予人們更多活力。

【生理作用】

活化免疫系統、殺菌消毒、預防感染、降溫、利尿、強心、止血、便祕的改善等。

【護膚作用】

促進血液循環、強韌頭髮和指甲、皮膚疣及雞眼的改善等。

【使用時機】

內心陷入感情的混亂時、或是因為太過在意周圍的人而快要失去自己的意見時最適合使用。可將檸檬精油製作成芳香噴霧帶在身上，隨時淨化心情和氣場。

【植物特徵】

檸檬是柑橘類水果的代表，據說是十字軍從阿拉伯半島將檸檬帶回歐洲，才使得檸檬有機會在歐洲擴散。據說檸檬常久以來都被當作蚊蟲咬傷的抗菌消毒劑，也被認為能夠治療瘧疾，古埃及人則把檸檬當做食物中毒及斑疹傷寒等症狀的解毒劑。

檸檬
香氣描述

強烈的刺激性香氣能讓思緒清晰，就像腦袋被沖洗過一樣。會讓人覺得多餘的情感都被淨化清除了。

Image Memo

安定感、踏實感	★
喜悅和幸福、性感的	★★★
協調、寧靜	★★
溫柔的包容感	★★
提升感性	★★★★
神聖的感覺、冥想感	★

香氣的
印象風景

尼加拉瓜大瀑布呈現流速湍急的水流、雄偉的規模、濺起的水花。心靈會被這樣強力又豐厚的景象震攝住而暫時忘記了言語。事情都已經到了這個地步，我再也沒有退路了，只有趁現在下定決心……檸檬精油會讓人聯想到這樣的景象。

精油傳遞出的訊息

你對自己的信念和判斷有自信嗎？內心明明知道自己正走在正確的道路上，但有時候卻會忍不住懷疑自己的決定，你是不是這樣呢？如果你有這種煩惱的話，我想要授予你堅強的意志和相信自己的力量。其實你早就知道了吧，如果心中有強烈的渴求，想要做某件事情的念頭勝過恐懼、風險、缺點這些問題，那麼只要你選擇去完成它，人生就會變得很快樂。你腦中的思緒已經很清晰了，已經不會再被其他人的想法左右了。只要你用自己的意志下定決心勇往直前，一切都會迎刃而解。

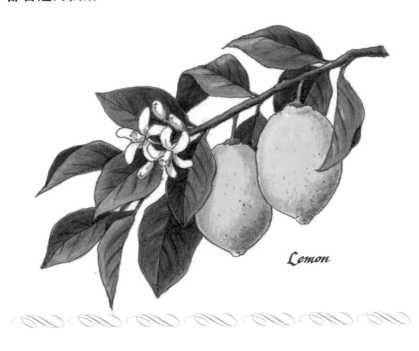

Lemon

Chamomile Roman
羅馬洋甘菊
包容安撫疲憊的心靈

Yellow　Pink

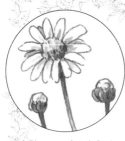

- 學名　　　Anthemis nobilis
- 科名　　　菊科
- 萃取部位　花瓣
- 萃取方法　水蒸氣蒸餾法
- 調性　　　中味
- 香氣強度　中～強
- 主要成分　當歸酸異丁酯、當歸酸酯、惕各酸酯、甘菊環烴等
- 主要產地　英國、法國、比利時等
- 香氣特徵　甜蜜溫暖的氣味中又帶有一點果實類的香草香氣
- 注意事項　懷孕中請勿使用

Keyword :穩重、安心、包容

【精油的特性和主宰色彩】

洋甘菊的花和泡出來的花草茶都是黃色的。洋甘菊的香氣非常地溫柔，會讓人覺得好像回到了母親的子宮一樣，不但令人懷念又可以盡情地撒嬌。羅馬洋甘菊精油在我們覺得焦躁不安、自我厭惡和心情低落時，可以溫柔地療癒我們。黃色類型的人容易過度逼迫自己，而羅馬洋甘菊可以撫慰他們的疲憊心靈，並且幫助他們放鬆心情。此外，粉紅類型人的人生課題是學會愛上本來的自己，所以也很適合使用羅馬洋甘菊精油。不僅如此，羅馬洋甘菊精油也很適合用來療癒每個

人心中的內在小孩。

【心理作用】

由於羅馬洋甘菊精油含有許多具有強力鎮靜效果的酯類，因此可以放鬆神經，舒緩不安、緊張、憤怒和恐懼的思緒，帶來心靈的和平。羅馬洋甘菊精油亦能改善神經性失眠症狀。

【生理作用】

鎮痛作用（特別針對頭痛、神經痛、肌肉痛）、舒緩經痛和經前症候群（PMS）、消化系統不適的改善、活化免疫系統等。

【護膚作用】

抗發炎作用（特別針對過敏性皮膚炎的改善、肌膚乾澀的改善）、保濕作用等。

【使用時機】

神經處於緊繃的狀態下，或是自己給自己過多壓力等時候最適合使用。建議將羅馬洋甘菊使用在精油澡上或者是做為睡前的薰香使用。

【植物特徵】

據說羅馬洋甘菊在古埃及因其優越的治癒力而備受崇拜，人們還會將它獻給太陽。而在歐洲等區域則是將羅馬洋甘菊當作藥用植物，使用在許多用途上。不僅如此，聽說羅馬洋甘菊能夠治癒周圍植物的疾病，所以也被稱為「植物醫生」。「Chamomile」的名稱源自於希臘語中的「地上的蘋果」，也有人說它的香氣散發出跟蘋果一樣的氣味。

羅馬洋甘菊
香氣描述

有如蘋果般沉靜溫柔的香氣，溫柔地包覆著心靈和緊繃的身體，並且慢慢地舒展開來。它的香氣給人的感覺就好像是沐浴在溫暖的光芒下一樣。

Image Memo

安定感、踏實感	★★★★
喜悅和幸福、性感的	★★★
協調、寧靜	★★★★★
溫柔的包容感	★★★★
提升感性	★★★
神聖的感覺、冥想感	★★★

香氣的印象風景

春天時站在瀨戶內海小豆島的橄欖公園眺望出去的海景。在陽光底下聆聽著黃鶯的興奮叫聲、生長茂密的樹木、島上天真的孩子們……在悠閒的時光當中放下心中的苦澀，並且告訴自己要找回寧靜平穩的人生，羅馬洋甘菊精油的香氣讓人聯想到這樣的情景。

精油傳遞出的訊息

覺得所有事情都無法照著自己的做法順利進行時，或者是無法完美地達到目標而焦慮不已時，要不要跟著我一起從內心開始放鬆自己呢？只要你心中充滿了緊張，就會在不知不覺中造成周遭的人也陷入緊張狀態。你不需要執著於完美的成果。相反的，你只要想著「事情順利就算是賺到了」，就應該更能夠享受整個過程，而非只專注在結果。我希望你就只有在面對我的時候，可以脫下你的鎧甲盡情撒嬌。不論是在你疲憊的時候，還是在你心情不好的時候，我都能接受你真正的樣子。只要你不再過著逼迫自己的人生，就一定能用你的開朗和光輝讓周圍的人幸福。

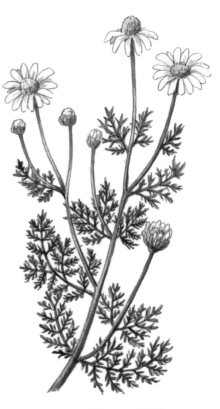

Chamomile Roman

Immortelle

永久花

舒緩緊張
解放情感

Yellow

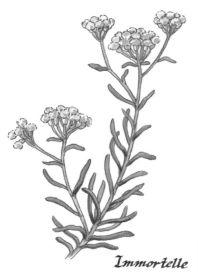

Immortelle

· 學名	Helichrysum angustifolium
· 科名	菊科
· 萃取部位	花瓣
· 萃取方法	水蒸氣蒸餾法
· 調性	中味
· 香氣強度	中～強
· 主要成分	香葉醇、沈香醇、橙花醇、乙酸壬酯等
· 主要產地	義大利、法國、南斯拉夫等
· 香氣特徵	辛辣溫暖的香草氣味裡又帶有咖哩的香氣
· 注意事項	無

Keyword：放下、肯定、靈活度

【精油的特性和主宰色彩】

永久花精油可以淨化被壓抑的感情，並且將不滿和煩躁一掃而空，讓人放鬆心情，恢復平靜。黃色類型的人容易被恐懼和不安所困擾而導致無法付諸行動，也容易因為情況沒有自己想像中順利而陷入自我厭惡中，所以很適合使用永久花精油。相信從美麗的黃色花瓣中萃取出來的永久花精油應該可以在背後支持他們。

【心理、生理、護膚作用】

心理：永久花精油的香氣具有放鬆太陽神經叢（腸胃區域）的效果，因此可以舒緩不安、緊張以及精神壓力，並且解放被壓抑在心中的負面情感，同時也具有恢復平靜以及給予滿足感的效果。

生理：促進細胞成長、活化免疫系統、改善呼吸系統的不適、強化肝臟、鎮靜、抗菌、殺菌等作用。

護膚：皮膚再生、軟化皮膚、收斂作用、過敏性皮膚炎的改善等。

【使用時機】

對自己和別人都太苛刻，或者是思考太過嚴肅的時候最適合使用，可將永久花精油做成香水或芳香噴霧隨身攜帶。

【植物特徵】

永久花是從野草開出來的花，亦被稱為「Ever Lasting（永恆之花）」。就算永久花的枝葉都已經枯黃，鮮艷黃色花朵還是會繼續綻放出美麗的色彩，因此被視為象徵永遠年輕的花朵。永久花除了會被製成乾燥花之外，其精油製成的香水和化妝品也很受人歡迎。

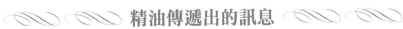

精油傳遞出的訊息

如果你心中的負面情感和抑鬱思緒就像混濁的水般淤積在你心中的話，就讓我來為你將這些阻塞的情緒沖刷乾淨，恢復你的好心情。只要一擺脫不必要的事物，是不是就會覺得從明天開始就能用輕鬆的心情度過人生呢？

Citronella
香茅

帶來正向的思考方式

Yellow　Green

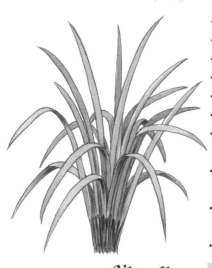

Citronella

- 學名　　　Cymbopogon nardus
- 科名　　　禾本科
- 萃取部位　葉子
- 萃取方法　水蒸氣蒸餾法
- 調性　　　前味
- 香氣強度　中～強
- 主要成分　香茅醇、香葉醇、檸檬醛、檸烯等
- 主要產地　斯里蘭卡、馬達加斯加、南美等
- 香氣特徵　檸檬氣味裡又帶有輕盈的甜蜜香氣
- 注意事項　對敏感性肌膚有刺激性

Keyword：輕快、樂觀、喜悅

【精油的特性和主宰色彩】

香茅的清爽香氣會讓人聯想到檸檬，同時還能夠讓心情變得開朗輕盈，進而幫助人們以樂觀的態度看待人生。黃色類型的人很容易被不安和負面的妄想所困擾，所以很適合使用香茅精油。而香茅精油也可以幫助綠色類型的人在享受當下的同時順著人生的潮流生活下去。

【心理、生理、護膚作用】

心理：因為香茅精油具有振奮心情的功效，所以能夠緩和心情低落的狀態及憂鬱狀態，並且幫助人們解放情感，脫離受到不安困擾的狀態。

生理：殺菌、興奮、鎮痛（特別針對頭痛、神經痛）、防蟲等作用。

護膚：殺菌、軟化皮膚、消除體臭等作用。

【使用時機】

因為考慮到太多風險而無法繼續想做的事情時、還有猜疑心越變越重的時候最適合使用。可利用香茅精油的薰香或是芳香噴霧來振奮精神。

【植物特徵】

香茅又稱為「香水茅（lemongrass）」。其香氣具有驅蟲的功效，自古以來就被編織進蚊帳裡。雖然香茅的外觀是長得很像稻子的香草植物，但是香茅精油卻散發出像檸檬一樣的清新氣味，這就是它的特性。香茅的用途很廣泛，被用在香水、化妝品、肥皂、清潔劑、體香劑等用途上。

精油傳遞出的訊息

只要對自己做的事情感到迷惘，腦袋就會不停地胡思亂想，就好像人處在濃霧之中完全沒辦法踏步前進，你有沒有這種經驗呢？人生並不像你所想的令人恐懼。只要你能找回你的笑容和輕鬆心情，世界在下一瞬間就會站在你這一邊。

Mimosa

含羞草

賦予心靈希望之光

Yellow　Green

- 學名　　　　Acacia decurrens
- 科名　　　　豆科
- 萃取部位　　花瓣
- 萃取方法　　溶劑萃取法
- 調性　　　　中味～後味
- 香氣強度　　中～強
- 主要成分　　二十一烷、2-乙基-1-十二醇、甘油三丙烯酸等
- 主要產地　　摩洛哥等
- 香氣特徵　　溫和輕柔的清爽花朵香氣
- 注意事項　　對敏感性肌膚有刺激性

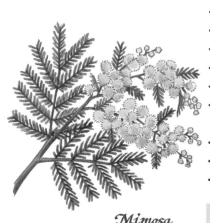

Mimosa

Keyword：幸福感、安心、柔和

【精油的特性和主宰色彩】

含羞草的黃色花朵就像是妖精在跳舞一樣，帶著美麗的表情輕搖著。含羞草精油正因為從這樣的花朵萃取出來，所以充滿著溫柔。在我們被不安感襲擊時，含羞草精油會像女神一樣溫柔地包圍住我們，因此最適合容易因為憂慮而煩惱的黃色類型人。含羞草精油能在每一天賦予我們喘息的空間，讓我們能夠感受到不經意的喜悅和幸福感。

【心理、生理、護膚作用】

心理：含羞草精油的甜蜜溫暖香氣能夠舒緩不安和緊張感，並且賦予我們安心感和滿足感。除此之外，含羞草精油還能緩和因驚嚇和創傷所造成猜疑心。

生理：此精油並非塗抹在皮膚上的種類，固不贅述。

護膚：此精油並非塗抹在皮膚上的種類，固不贅述。

【使用時機】

無法在生活中感受到生存價值和喜悅時，或者是對自己和自己的人生有所不滿時最適合使用。可享受含羞草精油的薰香，也可以將其做成香水隨身攜帶。

【植物特徵】

只要刺激含羞草的葉子，她就會像古希臘的默劇「mimos」一樣動起來，所以才會被命名為「Mimosa」。一到春天，含羞草的黃金色花朵就會盛開，告知人們這個美麗季節的到來。含羞草自古以來就被當作香料使用，到了現在依舊是被用來當作香水和肥皂等的原料。

精油傳遞出的訊息

當你開始懷疑人生什麼時候才會有幸福到來的時候，請相信春天馬上就要到了。想要實現夢想和願望的話，最重要的是不急躁、一步一步慢慢來，每一天把圓夢過程的小小進步放在心上，享受平凡的日常生活，因為你一直都被強大的力量守護著。

Yuzu

柚子

賦予人們勇氣
並且帶來內心的喜悅

 Yellow　Green

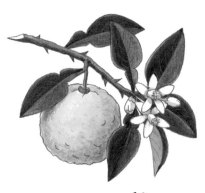

Yuzu

- 學名　　　Citrus junos
- 科名　　　芸香科
- 萃取部位　果皮
- 萃取方法　壓榨法
- 調性　　　前味
- 香氣強度　中等
- 主要成分　檸烯、α-蒎烯、γ-松油烯
　　　　　　等
- 主要產地　日本、中國等
- 香氣特徵　清爽的甜蜜氣味中又帶有苦
　　　　　　澀的柑橘類香氣
- 注意事項　具有光毒性、對敏感性肌膚
　　　　　　有刺激性、需冷藏保存

Keyword :希望、溫暖

【精油的特性和主宰色彩】

柚子精油就像是穩重的太陽一樣，在寒冬也能給予人們溫暖
的陽光，並且能用希望之光照亮我們，讓我們知道自己並不
是孤獨一人。黃色類型人很容易陷入過度嚴肅的思考中，認
為自己的狀況比實際情形還要嚴重，所以很適合使用柚子精
油。此外，綠色類型的人很容易迷失自我，而柚子精油也可
以給予他們積極向前的自信。

【心理、生理、護膚作用】

心理：柚子精油的香氣可以舒緩心情，感覺就像是泡澡時所感受到的舒適感。柚子精油還能夠淨化人們的不安和鬱悶，帶來溫暖和樂觀的思考模式，並且誘發人們自己原有的智慧，給予人們自信。

生理：促進血液循環、強化內臟、預防感染、活化免疫系統、恢復疲勞、鎮痛等作用。

護膚：殺菌、保濕等作用。

【使用時機】

因為不安而無法下決定所以希望有人在背後推你一把時，或是想要有人能夠了解你心中的心酸和為難的時候，可慢慢地享受柚子精油澡或薰香。

【植物特徵】

在日本，柚子是用做成柚子澡和熱湯增添香氣，所以柚子的香氣對日本人的生活來說很常見。在寒冷的冬至要泡柚子澡的習俗，正是來自日本人的古老智慧，因他們了解柚子香氣具有促進血液循環的效果和消除疲勞的作用。因柚子還具有護膚效果，所以近年來在歐洲等地也很受矚目。

精油傳遞出的訊息

在你覺得周圍的狀況對自己很嚴苛，或者是沒有人了解自己，孤獨感襲擊著你的時候，請想起我的存在。我就像是冬天穩重又溫柔的陽光一樣，會包容真實的你並且照亮你的存在。來吧，要不要跟我一起踏出腳步呢？

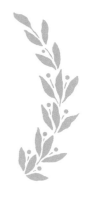

綠色香氣

恢復心靈的寧靜
和諧的香氣

　　療癒綠色類型人的精油都帶著清新的香氣，會讓人聯想到森林，這是綠色香氣的主要特徵。綠色和粉紅色一樣，都是對應到心輪的脈輪。覺得鬱悶的情感累積在胸口時，最適合能夠引導我們深呼吸並且恢復平靜心情的香氣。綠色香氣多為清爽中又帶有安定感的氣味，不僅如此，在嗅聞綠色香氣時，會覺得心境變得開闊，能夠清楚地看見心裡面的煩惱。綠色香氣可以在放鬆身體的同時恢復心靈的平靜，需要營造這樣的時間和空間時，請多加利用綠色類型的香氣。

推薦精油

開創人生的轉機

絲柏 →P.128

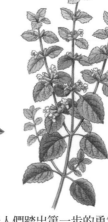

打開心胸賦予希望

佛手柑 →P.132

賦予人們踏出第一步的勇氣

香蜂草 →P.136

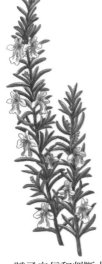

**月桃
→P.144**

**茶樹
→P.146**

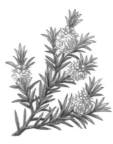

**松樹
→P.148**

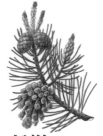

賦予自信和判斷力

迷迭香 →P.140

**苦橙葉
→P.150**

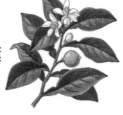

推薦精油配方請參考P.244～248。

Cypress
絲柏
開創人生的轉機

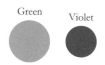

Green　　Violet

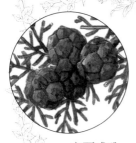

- 學名　　　　Cupressus sempervirens
- 科名　　　　柏科
- 萃取部位　　葉子和毬果
- 萃取方法　　水蒸氣蒸餾法
- 調性　　　　中味
- 香氣強度　　中等
- 主要成分　　α-蒎烯、月桂烯、杜松烯、檸烯、雪松醇等
- 主要產地　　法國、德國、摩洛哥、西班牙等
- 香氣特徵　　清新怡人的青草氣味中又帶有檸檬味的香氣
- 注意事項　　懷孕中請勿使用

Keyword：撫慰、轉變、再生

【精油的特性和主宰色彩】

絲柏精油主宰著「死亡和再生」，這一點跟綠色類型人的主宰也是一致的。人們會渴求絲柏香氣的時候，很有可能是在意識、環境、人際關係方面有了轉機。絲柏精油可以幫助我們心平氣和地接受變化，同時還能讓我們能夠客觀地評估事物，幫助我們為該結束的事情畫下句點，並且為我們帶來新的人生。不僅如此，絲柏精油還能幫助紫色類型的人，轉變是紫色類型人的人生課題，面對自己本身的轉變時，絲柏精油正好可以幫助他們和緩恐懼和失落感，並且幫助他們

順應人生的自然潮流。

【心理作用】

絲柏精油能夠鎮靜憤怒和亢奮，並且具有安定精神的效果。因為絲柏精油可以淨化精神、釐清思緒，所以能夠幫助我們解放停滯在心中的沉悶感和抑鬱感。

【生理作用】

收斂過多的體液（特別針對月經、水腫）、利尿、強心、血管收縮、止血、女性荷爾蒙的調節（特別針對經前症候群、更年期障礙）、殺菌作用等。

【護膚作用】

水分調節作用、針對油性肌膚和青春痘肌膚的殺菌及淨化作用等。

【使用時機】

面臨自己心理狀態或是周圍環境的改變因而想要找回心裡平靜和安定感時，或是想要客觀地判斷情況時最適合使用。請閉上眼睛並且試著一邊享受絲柏精油的薰香一邊冥想。

【植物特徵】

絲柏自古以來就在地中海的賽普勒斯島上被人們當作神聖樹木而受到崇拜，因此才會被稱為「Cypress」。也因為十字架是用絲柏做成的，所以絲柏也被認為跟「死」有很深的關連，因此會在葬禮上焚燒絲柏或是將其種植在墓園裡，甚至是被當成驅魔物品使用。在古希臘則是把絲柏用在建築、造船、雕刻木材和防風林等用途上。

絲柏
香氣描述

清新的香氣在胸口和頭腦兩個地方擴散開來，治癒著體內的疲憊，給人感覺好像是在做森林浴，並且還讓人感覺到心靈深處慢慢地恢復了平靜與和諧。

Image Memo

安定感、踏實感	★★★
喜悅和幸福、性感的	★★
協調、寧靜	★★★★★
溫柔的包容感	★★
提升感性	★★★★
神聖的感覺、冥想感	★★★★

香氣的
印象風景

一個人漫步在早晨的白樺林道中。從樹葉間灑下來的陽光耀眼明亮，而在穿過樹林後公園廣場突然出現在眼前，索性脫下鞋子坐在地上開始享受冥想時間，思考自己究竟想要往哪裡走呢⋯⋯絲柏精油令人聯想到這樣的情景，並且讓人覺得自己應該可以找到這個問題的答案。

精油傳遞出的訊息

發現自己漸漸在改變，可能是一件很可怕的事情。要放開至今習以為常的人際關係、環境還有覺得理所當然的價值觀需要很大的勇氣吧。但是，這種變化是必然的，請你放鬆心情接受這個潮流吧。我會一直守護著不停轉變的你。為什麼會在這個時間點發生這種事情呢？知道這個答案的日子一定會到來。所以我希望你別再悲傷難過，而是要向前邁進。你已經沒有必要被任何事物所束縛。那道光芒已經指引出你真正的人生之路，你只要把自己交給時代的洪流，開始你的人生旅途就行了。

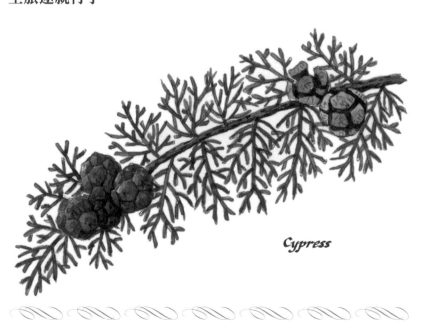

Cypress

Bergamot
佛手柑

打開心胸賦予希望

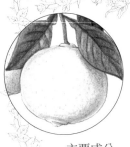

- 學名　　　　Citrus bergamia
- 科名　　　　芸香科
- 萃取部位　　果皮
- 萃取方法　　壓榨法
- 調性　　　　前味
- 香氣強度　　弱～中
- 主要成分　　乙酸芳樟酯、沈香醇、檸烯、香檸檬烯等
- 主要產地　　義大利、摩洛哥、突尼西亞等
- 香氣特徵　　具有輕快舒爽感的柑桔類香氣
- 注意事項　　具有光毒性、對敏感性肌膚有刺激性

Keyword：開放、樂觀、自發性

【精油的特性和主宰色彩】

佛手柑的果實顏色是偏綠色的黃色。佛手柑精油的波動正好和胸腔位置的心輪一致，因此可以活化這部分的脈輪，讓情感的流動順暢無礙。佛手柑精油還能幫助人們跳脫情緒化而以客觀的角度評估事物。綠色類型的人只要一陷入壓力狀態，負面的情感就會累積在內心深處，而佛手柑精油正好可以舒緩綠色類型人的心靈。佛手柑精油也很適合容易被不安所困擾的黃色類型人使用，因為她可以為黃色類型人帶來輕鬆和樂觀的心情。

【心理作用】

佛手柑精油除了能夠鎮靜交感神經的活性之外，還能讓心情開朗興奮。因為佛手柑精油可以緩和不安、緊張和憤怒，所以能有效舒緩神經性失眠、情緒不穩以及憂鬱狀態。

【生理作用】

殺菌消毒作用（特別針對泌尿系統、呼吸系統的感染症狀）、消化系統不適（特別針對消化不良、腸部脹氣、食慾不振）的改善、強化子宮作用等。

【護膚作用】

針對青春痘肌膚和油性肌膚的消毒殺菌作用、抗發炎、預防感染、口腔炎的改善等。

【使用時機】

心情鬱悶、內心壓抑著憤怒和不安的時候、或是想要正向看待事情時，可享受佛手柑精油的薰香或是將其製作成芳香噴霧隨身攜帶。

【植物特徵】

據說哥倫布在加納利群島發現佛手柑，並且將其帶回義大利和西班牙。佛手柑的英文名稱是來自義大利的小鎮名字「Bergamo（貝加摩）」，據說這裡是歐洲第一個栽種佛手柑的地方，而佛手柑長久以來就被用在義大利的民間療法上。在日本也會將佛手柑搭配在常見的伯爵紅茶中飲用，以增添獨特的香氣。

佛手柑
香氣描述

清爽的香氣會從胸口附近開始擴散，在此同時還會感覺到心房敞開的舒暢感。是個能夠掃去心中煩悶又讓人神清氣爽的香氣。

Image Memo

安定感、踏實感	★★
喜悅和幸福、性感的	★★★
協調、寧靜	★★★★★
溫柔的包容感	★★★
提升感性	★★★
神聖的感覺、冥想感	★★

香氣的
印象風景

初夏的新宿御苑公園。一反假日的喧鬧，轉變成寂靜又沉穩的空間。茂盛的綠色枝葉和杜鵑花、野鳥的叫聲、樹木和土地的香氣。當目光不經意地停駐在其中的一棵樹上時，讓人忍不住想要抱看看它……在被樹木療癒的同時也忍不住流下眼淚，佛手柑令人聯想到這樣的情景。

精油傳遞出的訊息

你的心胸是否敞開著呢？你是不是覺得心中充滿了幸福的心情，完全沒有任何緊張感和痛苦，也沒有固執的想法和擔心的事情呢？如果答案是「不」的話，請跟著我一起踏上旅程，去尋找你最真實的情感吧。別再為了顧慮對方的心情或是為了裝出快樂的表情而對自己說謊，讓累積的負面情感和不愉快隨著你的吐氣一起被排除掉吧。然後隨著你的吸氣，吸入純粹的愉快到身體裡面吧。將心中的痛苦放開之後，你的心之門應該就會完全地敞開，而你的心中會充滿著希望和喜悅，準備邁向新的可能性。

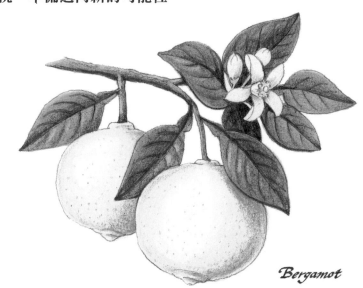

Bergamot

Melissa
香蜂草

賦予人們踏出第一步的勇氣

Green   Yellow

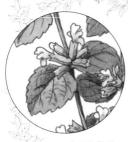

- 學名　　　Melissa officinalis
- 科名　　　唇形科
- 萃取部位　葉子和花瓣
- 萃取方法　水蒸氣蒸餾法
- 調性　　　中味
- 香氣強度　中～強
- 主要成分　檸檬醛、沈香醇、石竹烯等
- 主要產地　法國、義大利等
- 香氣特徵　如同嫩草味般的清新又帶有些微甜蜜柑橘味的香氣
- 注意事項　懷孕中請勿使用、對敏感性肌膚有刺激性

Keyword：希望、決心、純真

【精油的特性和主宰色彩】

香蜂草精油的香氣具有沉穩的青草味和清爽的柑橘香這兩種性質。因為香蜂草精油可賦予人沉穩的堅強和開朗的沉靜，所以能幫助人們將緊張感轉換成心靈的寧靜、將懷疑轉換成純真、將不滿轉化成感謝。不論是綠色類型人還是黃色類型人，只要心中一有不安及猜疑就會很難拿出行動力，老是在同一個地方打轉，甚至什麼都不做就讓事情結束。這種時候香蜂草精油應該可以幫得上忙。

【心理作用】

具有強力的鎮靜效果，因此能夠和緩驚嚇或是恐慌等症狀。此外，香蜂草精油在鎮靜情緒的同時還能振奮心情，所以不僅能療癒失落感和抑鬱，還能帶給人們開朗正向的心情。

【生理作用】

強心、強化子宮、鎮靜、降血壓、消化系統不適（特別針對消化不良、噁心、腸部脹氣、腹瀉）的改善、降溫作用等。

【護膚作用】

抗菌、抗發炎作用等。

【使用時機】

當處在心思纖細又容易受傷的狀態下，把事情看得太嚴重的時候，或者是不安和猜疑心越變越重的時候最適合使用。可將香蜂草精油當作睡前的薰香使用，或者是塗抹在上胸頸部後加以按摩。

【植物特徵】

香蜂草的英文名稱「Melissa」是來自希臘語的「蜜蜂」，因為香蜂草的花很容易吸引蜜蜂。根據希臘人的說法，早在兩千多前以前人們就知道香蜂草的藥效，尤其是她對精神、腦部和心臟的鎮靜作用更是廣為人知。據說瑞士的醫生帕拉賽瑟斯[1]曾經讚頌香蜂草為萬靈丹。從香蜂草葉子萃取出來的花草茶又稱為「檸檬香脂草茶」。

[1] 譯註：帕拉賽瑟斯—中世紀的醫生、煉金術師、占星師。

香蜂草
香氣描述

像是混合了檸檬、蜂蜜和香草的清爽香氣擴散到整個胸腔，讓人有走在陽光底下的感覺。

Image Memo

安定感、踏實感	★★
喜悅和幸福、性感的	★★★★
協調、寧靜	★★★★★
溫柔的包容感	★★★★
提升感性	★★★
神聖的感覺、冥想感	★★

香氣的
印象風景

茂宜島的哈納，是個還保有夏威夷原始面貌的城鎮。在寬闊草原的另一邊還能看到海洋。一個人騎著馬漫步在草原上時，感覺馬匹、自己、自然以及所有事物都連結在一起，這時候在心中告訴自己這一次一定要試著付諸行動看看……香蜂草精油讓人聯想到這樣的情景。

是什麼讓你猶豫不決不敢踏出新的腳步呢？是恐懼不安還是猜疑心呢？或者是因為感覺很花時間所以覺得很麻煩呢？說不定你需要克服的難關是你那敏感的心思和負面的思考。請相信你自己的人生。想要達成夢想或目標，是需要各式各樣的經驗和一定的時間。與其覺得這段時間很難熬，需要痛苦地撐下去，你難道不覺得盡情享受這段時間反而更好嗎？我會將你的不信任感轉換成純粹的信念，將你的焦慮轉換成閒適的心態，這就是我的特別能力。勝利和成功都是要到最後一刻才會決定！來吧，向前邁進吧！

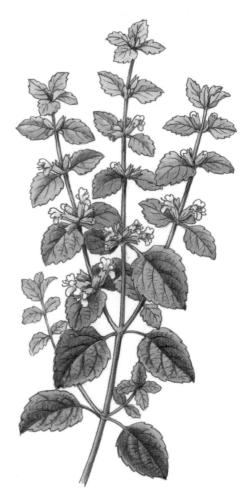

Melissa

Rosemary
迷迭香

賦予自信和判斷力

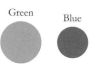

Green
Blue

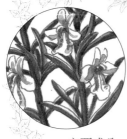

- 學名　　　　Rosmarinus officinalis
- 科名　　　　唇形科
- 萃取部位　　葉子、花瓣、莖部
- 萃取方法　　水蒸氣蒸餾法
- 調性　　　　中味
- 香氣強度　　中～強
- 主要成分　　桉油醇、α-蒎烯、樟腦等
- 主要產地　　西班牙、南法、南斯拉夫、突尼西亞等
- 香氣特徵　　強烈又有刺激性的清新花草香氣
- 注意事項　　懷孕中請勿使用、有高血壓及癲癇症狀時請勿
　　　　　　　使用、對敏感性肌膚有刺激性

Keyword :幹勁、信賴、自我統一

【精油的特性和主宰色彩】

迷迭香精油的香氣可以幫助人們守住自己的軸心，並且在人們選擇人生真正的道路時給予人們判斷力以及對自己的信賴感。綠色類型人的人生課題之一就是不讓負面的情感和自我同化，也不要被他人的情感和思考左右，迷迭香精油可以幫助綠色類型人誠實面對自己的想法。另外，藍色類型的人不管做什麼事情都很被動又很容易被侷限在既有觀念裡，迷迭香精油可以幫助他們跳脫框架、提升他們的自信和幹勁，同

時牽起實現夢想的那條線。

【心理作用】

迷迭香精油的刺激性香氣可以清醒頭腦，因此可以提高記憶力和專注力。此外，迷迭香精油還能為心靈注入活力增加自信，藉以改善無精打采的狀態和精神疲勞。

【生理作用】

興奮神經、強化內臟、提升血壓、鎮痛（特別針對頭痛、偏頭痛、痛風等）、促進消化、改善體液水腫和消除橘皮組織、調理經血量過少症狀等。

【護膚作用】

收斂作用、刺激及強化頭皮作用等。

【使用時機】

覺得無精打采、對自己沒有信心時，或者是因為優柔寡斷而遲遲無法下定決心時，可將迷迭香精油做成芳香噴霧，每天早上噴一下來振奮精神。

【植物特徵】

迷迭香的英文名稱「Rosemary」是源自拉丁語的「海洋水滴」。另有一說是聖母瑪麗亞和年幼的耶穌曾經在盛開著白色迷迭香花朵的草地鋪上披風稍作休息，隔天白色的花就變成了藍色的花朵，所以才會稱其為「瑪麗亞的玫瑰」。迷迭香亦被視為返老還童的象徵，甚至流傳著匈牙利女王利用浸泡過迷迭香的水恢復健康和美麗的傳說。

迷迭香
香氣描述

帶有刺激性的香氣從胸腔衝向腦部。令人感覺多餘的廢物都被沖刷掉，只剩下自內心不斷湧出的創造性能量。

Image Memo

安定感、踏實感	★
喜悅和幸福、性感的	★★
協調、寧靜	★★★★
溫柔的包容感	★
提升感性	★★★★★
神聖的感覺、冥想感	★★★

香氣的
印象風景

在日本九州的屋久島度過假日。走在茂密的森林中，最後終於抵達傳說中的屋久杉所在處。屋久杉用其堅強的意志充滿魄力地筆直生長，沒有一棵樹長得像他一樣，世界僅有的這一棵樹。一邊觸碰著這棵樹，一邊在心裡祈禱我也想要完成只有我自己才能做到的事情……迷迭香精油令人聯想到這樣的情景。

精油傳遞出的訊息

你是不是覺得自己和別人比較之後，自己是個平凡又沒有特別價值的人呢？就算自己想要嘗試新的事物也一定不會成功，你是不是這麼想呢？別人的人生、才能和社會成就根本就不重要，最重要的事情是去察覺你自己所擁有的卓越資質和才能，而這些東西正是別人所沒有的。我希望你能更有自信和自尊。現在馬上放下對自己的懷疑，踏出實現夢想的第一步吧。我會授予你實現夢想所需要的勇氣和判斷力。只要你邁向延伸在你眼前的真實之路，你就一定會理解什麼是你在這個世上一定要達成的目標。

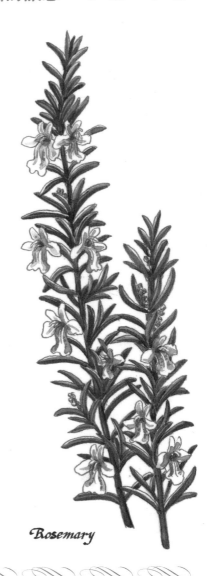

Rosemary

Gettou

月桃

賦予內心的堅強和韌度

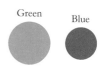

Green　Blue

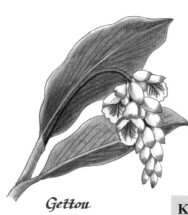

Gettou

- 學名　　　　Alpinia speciosa
- 科名　　　　薑科
- 萃取部位　　葉子
- 萃取方法　　水蒸氣蒸餾法
- 調性　　　　中味
- 香氣強度　　中等
- 主要成分　　松油烯-4-醇、龍腦、檜烯等
- 主要產地　　日本（沖繩）
- 香氣特徵　　融合甜蜜和清爽的青草香氣
- 注意事項　　無

Keyword：怡然自得、包容性、靈活度

【精油的特性和主宰色彩】

月桃精油可以連結靈魂和身體，除了讓人能腳踏實地之外，還為內心打開通往靈性的大門。月桃精油給人的感覺就像是接受了豐饒大地和自然的啟示之後，一邊感受自己和自然的連結，一邊向神聖的存在祈禱。月桃精油就如同沖繩的豐富綠意、海洋和天空一樣，能夠為綠色和藍色類型人的內心帶來寧靜和和平，並且可以幫助他們擺脫感情和思考的迷惑，建立強韌又無可動搖的中心思想。

【心理、生理、護膚作用】

心理：因為月桃精油具有刺激腦部的效果，所以能夠提升注意力。此外，月桃精油還能緩和內心的不安和緊張，幫助入眠。月桃精油的香氣則是可以給予心靈平靜的香氣。

生理：殺菌消毒、降血壓、防蟲、鎮靜作用等。

護膚：收斂、保濕、抗氧化、消除體臭作用等。

【使用時機】

因為壓力和緊張而對周圍產生強烈的防衛心時，或是覺得沒辦法保持自己步調的時候最適合使用。可將月桃精油滴在棉花球上，隨時隨地享受薰香的樂趣。

【植物特徵】

月桃在沖繩是非常受歡迎的香草，而且有個更為沖繩人所知的暱稱「砂仁」。月桃所開出的白色和粉紅色花朵外型看起來就像鈴鐺一樣，非常地令人憐愛。從一百公斤的月桃葉裡只能萃取出一百公克的月桃精油，所以月桃精油是非常珍貴的。以往月桃精油只用在防蟲用途上，現在則因其美肌功效而備受矚目。

精油傳遞出的訊息

來吧，深深地吸口氣吧。我希望你也能感受到沖繩孕育出的海洋、天空，還有沉穩怡人的空氣。你是否能感覺到自己正在轉變，變成一個能用堅強的內心扎根於大地，卻又能夠用柔軟輕盈的姿態表現自己的人呢？

Tea tree
茶樹

提升忍耐力
拓展視野

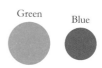

Green   Blue

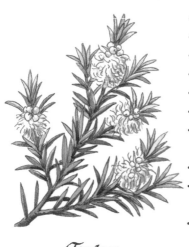

Tea tree

- 學名　　　　Melaleuca alternifolia
- 科名　　　　桃金孃科
- 萃取部位　　葉子
- 萃取方法　　水蒸氣蒸餾法
- 調性　　　　前味
- 香氣強度　　中～強
- 主要成分　　α-蒎烯、松油烯-4-醇、桉油醇等
- 主要產地　　澳洲
- 香氣特徵　　清新又帶有刺激性，同時又有些微苦澀感的木質香氣
- 注意事項　　對敏感性肌膚有刺激性

Keyword：忍耐力、客觀性、恢復

【精油的特性和主宰色彩】

茶樹精油可以淨化身心靈，提升免疫力和忍耐力。綠色類型人很容易被周圍的人和環境影響，造成內心的不安和猜疑心越來越重，導致他們放棄正在做的事情；而茶樹精油正好可以帶給他們堅強的信念。因為茶樹精油可以冷靜頭腦，所以也很適合需要冷靜下來才能找回自己的藍色類型人。

【心理、生理、護膚作用】

心理：茶樹精油的香氣具有強效的興奮效果和淨化效果，所以能夠幫助人們從驚嚇的狀態中恢復神智，並且能夠幫助人們擺脫腦中的不安、被害者思想和猜疑心。

生理：活化免疫系統（活化白血球）、抗病毒、去痰、殺菌消毒作用、強心、發汗、口腔炎和牙齦發炎的改善等。

護膚：預防感染、抗發炎作用（特別針對燙傷、紅疹、皮膚疣、濕疹）。

【使用時機】

在勉強硬撐的狀況下需要維持堅定信念時，或者是想要擺脫負面看法冷靜判斷情況的時候最適合使用。請利用茶樹精油的芳香澡來淨化身心靈。

【植物特徵】

茶樹是在澳洲生長的樹木，因為澳洲人會將茶樹樹葉泡成茶來喝，才會將其取名為「茶樹（Tea Tree）」。據說澳洲原住民會用茶樹樹葉治療傷口。因茶樹精油被認為具有強力的殺菌消毒效果和活化免疫系統的效果，所以在近年來備受矚目。

精油傳遞出的訊息

你是不是曾經因為自己面對狀況很痛苦，所以覺得所有事情都很煩悶，到最後就封閉了自己的心靈呢？你不應該忍耐你所面對難過、痛苦，而是要仔細思考這些情感的本質，並且輕輕地放下心中的困擾。說不定你會因此發現意想不到的解決方法喔。

Pine
松樹

明確劃分出自己和他人的界線

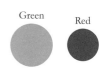

Green　Red

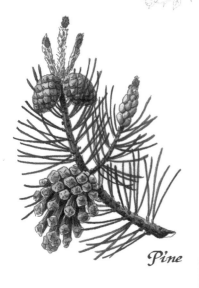

Pine

・學名	Pinus sylvestris
・科名	松科
・萃取部位	葉子和毬果
・萃取方法	水蒸氣蒸餾法
・調性	中味
・香氣強度	中等
・主要成分	龍腦、杜松烯、樟烯、乙酸冰片酯等
・主要產地	蘇格蘭、挪威等
・香氣特徵	清新的森林氣味中又混合著樹脂的香氣
・注意事項	對敏感性肌膚有刺激性

Keyword：強化、自我確信

【精油的特性和主宰色彩】

松樹精油會令人聯想到森林浴。松樹精油能讓心靈如同大樹般沉靜，指引我們回到專注的狀態。它能夠幫助容易受到他人影響的綠色類型人堅守住自己的信念，還能夠一掃不滿和不安的情緒，指引他們認同自己的價值。因為松樹精油還能夠穩定心情，所以也很適合需要穩住精神的紅色類型人。

【心理、生理、護膚作用】

心理：松樹精油帶有清新的香氣且具有強力的淨化效果，所以能夠強化心靈、改善精神疲勞和衰弱，並能夠帶給人們自信和自我認同。不僅如此，松樹精油還具有森林浴的效果。

生理：殺菌消毒、預防感染、興奮作用、腎臟的淨化、促進血液循環、鎮痛等作用。

護膚：針對濕疹和乾癬的殺菌、抗發炎等作用。

【使用時機】

覺得其他人比自己還優秀的時候，或是覺得反正自己什麼都做不好，想要放棄的時候，最適合使用。請將松樹精油製作成芳香噴霧，隨時淨化自己的心靈。

【植物特徵】

松樹是主要分布在北歐的大型針葉樹，其樹皮帶有些微紅色。人類自古以來就知道松樹具有治療肺結核和肺炎等症狀的效果，也常將松樹用在宗教儀式上，據說美洲原住民會燃燒松樹來淨化靈魂。因為松樹的樹幹既筆直又高大，所以也常被做成帆船的船桿使用。

精油傳遞出的訊息

如果你真的覺得繼續依照以往的做法一定會失敗的話，現在正是改變想法和行動的時候。你首先要好好地體認自己的價值。如果能做到這一點，你就不再需要被其他人或是社會耍得團團轉。請堅定地邁向你想要過的人生吧。

Petitgrain
苦橙葉

找回沉穩的自己

Green　Yellow

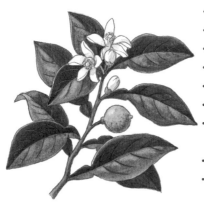

Petitgrain

- 學名　　　Citrus aurantium
- 科名　　　芸香科
- 萃取部位　葉子和嫩枝
- 萃取方法　水蒸氣蒸餾法
- 調性　　　前味～中味
- 香氣強度　中等
- 主要成分　乙酸芳樟酯、沈香醇、橙花醇、香葉醇、檸烯等
- 主要產地　義大利、西班牙、巴拉圭等
- 香氣特徵　些微的甜蜜花香味融合在清爽的木質氣味中
- 注意事項　無

Keyword：開朗、解放感

【精油的特性和主宰色彩】

苦橙葉精油可以幫助人們恢復情感的平衡。苦橙葉精油不僅能讓我們意識到壓抑在心中的情感，還能幫助我們察覺到自己真正的心情。綠色類型的人總是很難釐清自己真正的想法，而苦橙葉精油正好可以解放他們的情感。苦橙葉精油可以幫助他們不被眼前所發生的事情侷限，進而安心地朝向自己應該追求的理想和真正想要走的道路。苦橙葉精油也很適合容易被內心的不安及緊張困擾的黃色類型人。

【心理、生理、護膚作用】

心理：苦橙葉精油同時具備鎮靜和興奮的效果，因此可以重新振奮心情。苦橙葉精油可以在人們憤怒或慌張時鎮靜精神，也可以在人們抑鬱時提升自信，而且還能淨化心靈，帶來和平的心境。

生理：神經鎮靜、安眠、活化免疫系統、緊張性腸胃炎的改善等。

護膚：強化皮膚、針對青春痘肌膚和油性肌膚的殺菌和淨化、消除體臭作用等。

【使用時機】

因為不安和抑鬱等負面情感導致內心不平靜時，或是無法安心入眠時，可將苦橙葉精油用在精油澡或是睡前的薰香上盡情放鬆自己。

【植物特徵】

從苦橙樹的葉子和嫩枝萃取出來的精油就叫苦橙葉精油，而從苦橙樹的花瓣萃取出來的精油就叫橙花精油。「Petitgrain」這個名字的意思為「小小的果實」，這是因為苦橙葉精油原本是從橙樹未成熟的小果子中萃取而成，而非從葉子中萃取出來。

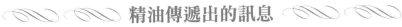

精油傳遞出的訊息

你現在是不是因為太過忙碌，或者是被周圍的人和狀況弄得頭昏腦脹，所以才會渴求內心的放鬆和喘息空間呢？就讓我來為你消除疲勞和緊張吧。只要你找回了內心的平靜和安心感，就能緩慢但確實地朝向自己應該走的路。

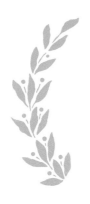

藍色香氣

提升自我表現
自信 的香氣

給人理智又冷靜的印象，又帶有刺激性的清新氣味以及能夠滲透到心靈深處的清涼感，這些都是能夠療癒藍色類型人的精油特徵。藍色是掌管著溝通，也是對應到喉輪的顏色。覺得想要表達些什麼但是話又卡在喉嚨的時候，只要使用藍色香氣就能改善喉嚨和鼻子的順暢度，幫助我們找到能夠用口語清楚表達意見的方法。

藍色香氣帶來的清爽感能夠幫助我們重新建立思緒，讓頭腦像晴朗無雲的藍天一樣清晰，所以在思考過度導致腦筋疲憊時很適合使用。

推薦精油

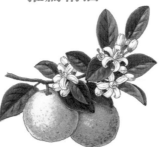

賦予開朗和輕鬆的心情
甜橙 →P.158

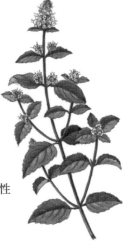

賦予靈感並且提升創造性
薄荷 →P.162

恢復清晰的思維
快樂鼠尾草 →P.154

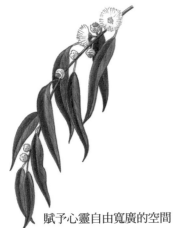

羅勒
→P.170

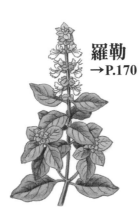

賦予心靈自由寬廣的空間
尤加利 →P.166

日本扁柏
→P.172

推薦精油配方請參考P.250～255。

Clary sage
快樂鼠尾草
恢復清晰的思維

Blue　　　Yellow

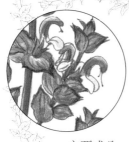

- 學名　　　　Salvia sclarea
- 科名　　　　唇形科
- 萃取部位　　葉子和花瓣
- 萃取方法　　水蒸氣蒸餾法
- 調性　　　　前味～中味
- 香氣強度　　中～強
- 主要成分　　乙酸芳樟酯、沈香醇、香紫蘇醇等
- 主要產地　　法國、俄羅斯、摩洛哥等
- 香氣特徵　　溫暖辛辣又像是苦中帶甜的榛果香氣
- 注意事項　　懷孕中請勿使用、需少量使用、請勿和酒精同時使用，開車時請勿使用

Keyword：幸福感、理智度、直覺

【精油的特性和主宰色彩】

快樂鼠尾草的香氣能夠在放鬆身心的同時讓感官變得敏銳。快樂鼠尾草精油不但可以幫助心情容易低落的藍色類型人振奮精神、活化直覺並且恢復理智；還能夠幫助想要找到自我人生藍圖（生活的使命和目的）的人，讓他們把靈感化為實際計畫。除此之外，快樂鼠尾草精油也很適合容易過度消耗精神的黃色類型人使用，她的香氣能夠幫助黃色類型人恢復冷靜並且帶來幸福感。

【心理作用】

快樂鼠尾草的香氣能夠讓人感受到心情越來越放鬆的幸福感，並且能夠舒緩神經疲勞緊張以及恐慌狀態，將其轉換成輕鬆的過渡狀態，在安定心靈的同時振奮精神。

【生理作用】

強化子宮、女性荷爾蒙的調節（經期不順、經前症候群等）、鎮靜、降血壓、鎮痛（頭痛、偏頭痛、經痛）、抑制排汗、催情等作用。

【護膚作用】

皮膚再生作用、抑制皮脂分泌作用（特別針對頭皮屑問題、掉髮的改善）等。

【使用時機】

因為神經疲勞或不安造成思緒混亂時，或者是心情起伏不定、心情嚴重低落時，可將快樂鼠尾草精油滴入水中慢慢享受精油澡。

【植物特徵】

Clary sage這名字源自拉丁語的「clárus」，意指「明亮的」、「潔淨的」。只要在快樂鼠尾草的種子上灑水，種子周圍就會形成膠狀物質，可以利用此膠狀物質清除眼裡的髒汙，人們因此稱其為「Clary sage」。自從德國的釀酒業者把快樂鼠尾草加入氣泡白酒中增添風味之後，快樂鼠尾草就被廣泛地運用在香水等的香料原料上。

快樂鼠尾草
香氣描述

甜蜜溫暖的香氣從胸口往腦部蔓延，感覺就好像是從現實世界瞬間移動到微醺的空間一樣，給人舒服的感受。

Image Memo

安定感、踏實感	★
喜悅和幸福、性感的	★★★★
協調、寧靜	★★
溫柔的包容感	★★
提升感性	★★★★
神聖的感覺、冥想感	★★★

香氣的
印象風景

點綴在加拿大的班夫國家公園和卡加利的美麗森林湖泊景色。夢蓮湖像一面鏡子一樣照映出萬里無雲的晴空。不知不覺中就好像要被這樣的寧靜時間和空間吞沒了一樣，快樂鼠尾草的精油令人聯想到這樣的情景。

精油傳遞出的訊息

你之所以沒有辦法看清楚自己，都是因為你的心靈覆蓋上了一層雲。只要你心中充滿不安和混亂就無法做出明智的判斷。來吧，跟我一起把你心中的雲霧沖刷掉，找回有如藍天般清澈的心靈。然後你就會有源源不斷的直覺和靈感。這樣一來，你應該就會慢慢地理解這些問題——你是誰、你的人生目的是什麼、為了達成目標你必須完成的事情是什麼？若是你已經找到人生最重要的事物，而你心中也湧現出喜悅和至高無上的幸福感，一切都會沒問題的。你應該能夠毫不猶豫地朝向夢想邁進，同時輕鬆愉快地享受逐夢的過程。

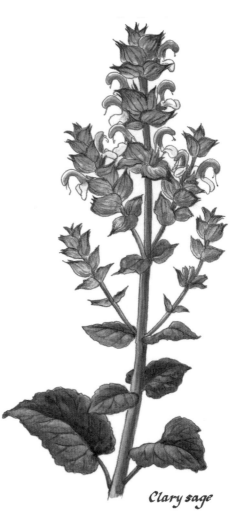

Clary sage

Sweet orange
甜橙
賦予開朗和輕鬆的心情

Blue　　Orange

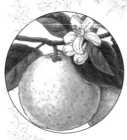

- 學名　　　　Citrus sinensis
- 科名　　　　芸香科
- 萃取部位　　果皮
- 萃取方法　　壓榨法
- 調性　　　　前味
- 香氣強度　　中～強
- 主要成分　　檸烯、橙花醇、檸檬醛等
- 主要產地　　美國、巴西、義大利等
- 香氣特徵　　溫暖甜蜜的柑橘類香氣
- 注意事項　　具有光毒性、對敏感性肌膚有刺激性

Keyword：樂觀、靈活度、笑容

【精油的特性和主宰色彩】

甜橙的柑橘香氣會令人聯想到充滿活力又明亮的太陽，並且能夠舒緩不愉快的感覺和緊張，讓人們能夠輕鬆順利地完成任務。橘色對藍色類型的人來說是補色，而甜橙精油正好可以幫藍色類型人補足自己缺乏的要素。藍色類型的人總是無法對自己不喜歡的事情說不，還會因此將壓力累積在心裡，到最後就把自己關在殼裡面，甜橙精油則是可以幫助他們舒緩抑鬱在心裡的情感。此外，橘色類型人的色彩屬性正好和甜橙的果實顏色一樣，因此很適合使用甜橙精油，因為

此精油可以幫助他們提升開朗和興奮的程度。

【心理作用】

甜橙精油可以為人們帶來開朗的心情和興奮的感覺，還能將負面思考和鬱悶一掃而空，轉換成正面的思考方式。因為甜橙精油可以消除緊張和壓力並且幫助人們放鬆心情，所以應該也能夠在感覺一切都很煩悶的時候派上用場。

【生理作用】

促進消化、增進食慾、鎮靜、降溫、強化內臟、抗菌、發汗等作用。

【護膚作用】

促進膠原蛋白的形成、針對乾性肌膚和老化肌膚的保濕作用等。

【使用時機】

因為工作和人際關係覺得疲憊又煩躁的時候，或者是想要藉著心情轉換來重整並提升幹勁時，可將甜橙精油製做成芳香噴霧帶在身上隨時隨地使用。

【植物特徵】

甜橙的英文名稱是源自於阿拉伯語的「náranj」。自古以來，柳橙在阿拉伯和歐洲就被當作食物和藥用植物。柳橙還被視為是美麗的象徵，據說在希臘神話中獻給最美麗女神的黃金蘋果就是柳橙。因為柳橙會同時結出許多果實，所以也是富裕和豐盛的象徵，就連凡爾賽宮也保留著柳橙園。

甜橙
香氣描述

感覺就好像是陽光輕輕地灌進了身體和心靈裡面。幸福和健康的感覺滿溢在胸口中，會讓人忍不住想要露出笑容。

Image Memo

安定感、踏實感	★★
喜悅和幸福、性感的	★★★★
協調、寧靜	★★★
溫柔的包容感	★★★
提升感性	★★
神聖的感覺、冥想感	★

香氣的
印象風景

在佛羅里達州的迪士尼樂園度過的假日。明明就是因為被孩子吵著說要來才會來到這裡，但是自己卻在不知不覺中玩得比孩子還要開心。雖然平常老是想著工作上的事情，不過今天就讓自己回到童年跟著孩子一起大玩特玩，甜橙精油讓人聯想到這樣的情景。

精油傳遞出的訊息

當你覺得不論是工作還是人際關係，甚至是所有事情都令你很厭煩的時候，請呼叫我吧。你真的非常努力，大概就是因為這樣你才看不慣得過且過的人。但是，想要要求其他人把事情做到完美是很困難的一件事情，既然如此，這次就換你來試試看差不多就好的態度！人有時候是需要其他人幫忙，或者需要跟其他人傾吐心聲。來吧，放下你肩膀上的重擔，跟我一起盡情享受假日吧！只要充分沐浴在陽光底下，內心也會隨之開朗！能夠輕鬆過生活的人才會幸福，這就是我的生活哲學。

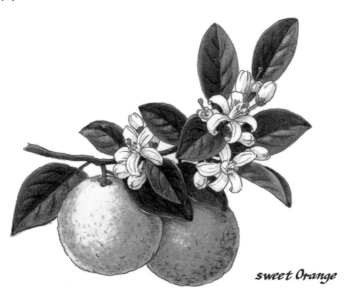

sweet Orange

Peppermint
薄荷

賦予靈感並且提升創造性

Blue　　Yellow

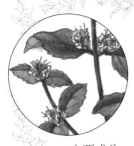

- 學名　　　　Mentha piperita
- 科名　　　　唇形科
- 萃取部位　　葉子
- 萃取方法　　水蒸氣蒸餾法
- 調性　　　　前味
- 香氣強度　　強
- 主要成分　　薄荷醇、薄荷酮、桉油醇、檸烯等
- 主要產地　　美國、法國、西班牙、英國等
- 香氣特徵　　帶有清新舒爽的甜味和強烈清涼感的香氣
- 注意事項　　懷孕中請勿使用、對敏感性肌膚有刺激性

Keyword：直覺、目標意識、理智度

【精油的特性和主宰色彩】

薄荷的香氣能夠令人感到涼爽，可振奮精神、提升感官敏感度，讓我們能夠順利接收到靈感和直覺感應，因此薄荷精油非常適合相信自己直覺的藍色類型人。薄荷精油能夠幫助藍色類型的人將夢想和理想具體化為視覺圖像，讓他們能夠能夠描繪出積極正向的未來藍圖。此外，黃色類型的人有時候會因為雜念而分心，此時薄荷精油正好可以賦予他們專注力和客觀性。

【心理作用】

薄荷精油能夠冷卻過熱的精神狀態，可以鎮靜憤怒、歇斯底里等過度興奮狀態，同時恢復清爽的心情。另一方面，薄荷精油也可以刺激無精打采的狀態，讓人立刻恢復活力。

【生理作用】

降溫作用、呼吸系統不適（特別針對支氣管炎、氣喘、鼻塞）的改善、消化系統不適（特別針對消化不良、噁心、腹瀉、便祕）的改善、興奮作用、頭痛及偏頭痛的舒緩。

【護膚作用】

收斂、抗發炎、冷卻、軟化肌膚等作用。

【使用時機】

覺得自己老是被現實追著跑因而迷失了目標時，或者是無法相信自己的靈感或直覺時最適合使用。建議將薄荷精油用在早晨的薰香或者是做成芳香噴霧使用。

【植物特徵】

「Mint」這個名字是源自於希臘神話的妖精「Mentha」。薄荷自古就被人們用在神聖的場合上，據說古代猶太教徒有將薄荷鋪在教會地板上的習俗。此外，薄荷也是種香草並且被廣泛地用在花草茶、料理、點心製作等用途上，薄荷甚至還被用在園藝用途上，聽說只要在庭院裡種植薄荷，就能夠為最珍貴的植栽驅除害蟲。

薄荷
香氣描述

感覺清涼又有刺激性的香氣從鼻腔直接衝上頭頂。這種感覺就像一束光，賦予我們朝向目標的堅定信念和衝勁。

Image Memo

安定感、踏實感	★
喜悅和幸福、性感的	★★★
協調、寧靜	★★
溫柔的包容感	★★
提升感性	★★★★
神聖的感覺、冥想感	★★

香氣的
印象風景

站在澳洲大陸最東邊的拜倫灣並且遭受著強風吹襲，在天亮前盯著燈塔照耀海洋所發出的光。感覺到心中有道光線就像燈塔的光一樣強烈又筆直，同時指引出自己的展望和目標，薄荷精油讓人聯想到這樣的情景。

精油傳遞出的訊息

你是不是一股腦地認為自己是個直覺不敏銳的人呢？當你在思考事情時，突然間蹦出來的想法，或者是覺得「這樣不錯喔！」的創意都是由直覺創造出來的。所有的直覺都會轉化成你能夠接收的形式，但是問題都是出在你接收了直覺之後，因為無法證明直覺的真實度而去懷疑這樣的想法；或因為害怕相信自己的直覺而不願意付諸行動。這樣實在是太浪費你的直覺了！隱藏在直覺和靈感背後的事物都是有關你人生的真正目標和展望。請將這些不可思議的靈感付諸實行吧。說不定從你開始行動的那一天起，你的人生就會產生劇烈的變化喔。

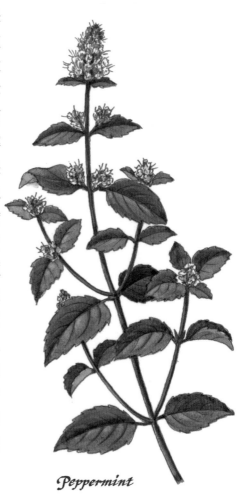

Peppermint

Eucalyptus
尤加利

賦予心靈自由寬廣的空間

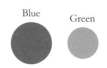

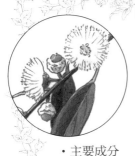

・學名	Eucalyptus globulus
・科名	桃金孃科
・萃取部位	葉子
・萃取方法	水蒸氣蒸餾法
・調性	前味
・香氣強度	強

- 主要成分　桉油醇、α-蒎烯、檸烯等
- 主要產地　澳洲、北美、中國等
- 香氣特徵　具有強烈清涼感又帶有類似樟腦的青草味香氣
- 注意事項　在高濃度狀況下會對敏感性肌膚產生刺激、有高血壓及癲癇症狀時請勿使用

Keyword：自由、和平、清涼感

【精油的特性和主宰色彩】

尤加利精油的香氣既清爽又帶有刺激性，會給人暢通喉嚨和鼻子的爽快感覺。尤加利精油的香氣可以讓人擺脫緊張感、壓迫感和喘不過氣的感覺，並且賦予人們自由又豐富的人生觀。尤加利精油可以幫助個性嚴肅、責任感又強的藍色類型人。如果總是壓抑自己的感情，一個人承擔所有問題，到最後就會被壓力壓到喘不過氣來，這時候請試著借用尤加利精油的力量看看。另外，由於尤加利精油可以幫助人們堅定自己的意志和信念，所以也很適合綠色類型人使用。

【心理作用】

因為尤加利精油能夠安定情緒並且讓頭腦冷靜下來，所以能夠幫助我們釐清思維和提高專注力。另外，尤加利精油還能夠解放身心靈的閉鎖狀態、幫助我們消除心中的煩悶。

【生理作用】

抗病毒作用、呼吸系統不適（氣喘、鼻竇炎、多痰、花粉症等）的緩和、降溫作用、頭痛及偏頭痛的鎮痛、活化免疫系統等作用。

【護膚作用】

傷口、燙傷、蚊蟲咬傷症狀的緩和等。

【使用時機】

因為精神壓力而喘不過氣的時候，或者是因為責任感和義務感而硬撐的時候最適合使用。可將尤加利精油滴在裝了熱水的馬克杯裡，持續享受薰香。

【植物特徵】

尤加利樹的英文名字「Eucalyptus」是源自於希臘語的「被覆蓋的雄蕊」。澳洲原住民稱其為「kino」，據說他們自古以來就使用尤加利葉處理傷口、治療高燒和傳染病。尤加利樹也被認為能夠治療瘧疾，而且尤加利樹也是生長在瘧疾好發的國家中。直到現在尤加利樹也還是常被定位在藥用植物的位置上。

尤加利
香氣描述

清新又帶有刺激性的香氣從鼻腔灌入腦中，接下來再慢慢地往下蔓延到喉嚨和胸口。令人感覺到體內的細胞再生和復甦。

Image Memo

安定感、踏實感　　　　★
喜悅和幸福、性感的　　★★
協調、寧靜　　　　　　★★★
溫柔的包容感　　　　　★★
提升感性　　　　　　　★★★★★
神聖的感覺、冥想感　　★★★

香氣的
印象風景

在大溪地和波拉波拉島度過的假日。清澈的藍天、椰子樹和梔子花、熱帶魚的魚群、閃亮的海平面。眼前所見的一切都是色彩鮮豔、純粹又開闊的景象，會讓人感覺自己那小小的自尊和刻板觀念根本就不算什麼……尤加利精油讓人聯想到這樣的景象。

精油傳遞出的訊息

你現在是不是有喘不過氣的感覺呢？被義務感和責任心綁得死死的，感覺好像快被精神壓力壓垮了一樣。來吧，跟我一起前往南方島嶼度假吧。在那裡沒有任何東西會限制你。漂浮在溫暖平靜的海上，看著海豚露出友善的笑容，你需要的是享受人生的玩心。你想不想忘記自己應該做的事而去嘗試打從心裡想要做的事呢？你根本就不需要去管別人會怎麼想。在你盡情地和海豚嬉戲時，你的心靈應該早就已經擺脫了束縛，並且能夠描繪出豐富又有意義的人生藍圖。

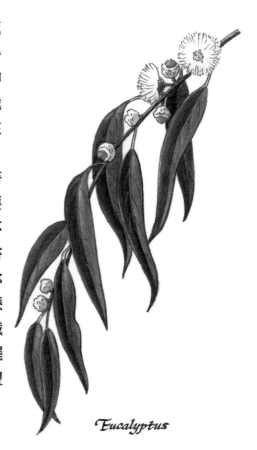

Eucalyptus

Basil

羅勒

提升感性
解放心靈

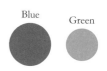

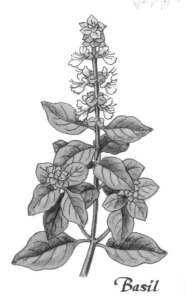

Basil

・學名	Ocimum basilicum
・科名	唇形科
・萃取部位	葉子和花瓣
・萃取方法	水蒸氣蒸餾法
・調性	前味
・香氣強度	強
・主要成分	沈香醇、丁香酚、草窩腦、檸烯等
・主要產地	北非、法國、塞席爾等
・香氣特徵	清新又帶著些許甜味的香草香氣
・注意事項	懷孕中請勿使用、對敏感性肌膚有刺激性

Keyword：直覺、自由、自我表現

【精油的特性和主宰色彩】

羅勒精油是個能作用在心輪（對應綠色）和喉輪（對應到藍色）的精油。羅勒精油可以解放內心不安又缺乏自信的感覺，幫助人們自由地表現出自己的情感而不去在意其他人的反應。因為羅勒精油可以提升感官的敏銳度，所以能夠促使人們相信自己的直覺並且傾聽自己內心的聲音。

【心理、生理、護膚作用】

心理：羅勒精油的香氣既突出又清爽，能夠強化衰弱的神經並且提升感官敏銳度。羅勒精油除了能鎮靜神經過度敏感的狀態之外，還能振奮抑鬱的心情並且改善憂鬱狀態。

生理：頭痛及偏頭痛的改善、興奮作用、促進消化、呼吸系統不適的改善、恢復嗅覺、過敏症狀的緩和、殺菌作用、女性荷爾蒙的調節等。

護膚：強化皮膚、殺菌、淨化等作用。

【使用時機】

因為太過在意對方的反應而無法直率地表現出自己的情感時，或是厭惡這樣的自己而感到心情低落等時候最適合使用。可利用羅勒精油的薰香和芳香噴霧來敞開自己的心胸。

【植物特徵】

羅勒的英文名字「Basil」是源自於希臘語的「basilicums」，為王者之意。有一說認為羅勒是香草之王所以才會有這個名字，而在印度人們認為羅勒具有保護人類的性質，所以在歷史上印度人會將羅勒奉獻給神明，除此之外，羅勒亦是阿育吠陀中常用的藥草。

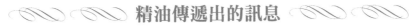 **精油傳遞出的訊息**

你是否能夠自在地表達真正的心情呢？當你因思慮過度而無法將想法轉換成言語時，請務必尋求我的幫助。最重要的是把真實又有活力的自己展現出來。只要敞開心胸，你就會發現你是發自內心說話，而不是透過腦袋。

Hinoki
日本扁柏

察覺真正的自己

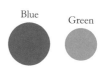
Blue　Green

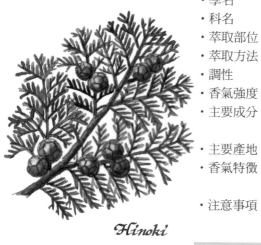

Hinoki

- 學名　　　Chamaecyparis obtuse
- 科名　　　柏科
- 萃取部位　樹幹（心材）
- 萃取方法　水蒸氣蒸餾法
- 調性　　　後味
- 香氣強度　中等
- 主要成分　α-蒎烯、龍腦、乙酸冰片
　　　　　　酯、扁柏油酚等
- 主要產地　日本、台灣等
- 香氣特徵　感覺像是充滿水氣的清新森
　　　　　　林香氣
- 注意事項　懷孕中請勿使用。具有皮膚
　　　　　　刺激性，需少量使用

Keyword：真實、方向性、直覺

【精油的特性和主宰色彩】

日本扁柏精油從筆直朝向天際生長的日本扁柏中萃取出來，它的香氣可以賦予我們勇敢朝向遠大志向的衝勁。藍色類型人的人生課題是把自己和自己的人生目的及使命串連起來，因此很適合使用日本扁柏精油。另外，日本扁柏精油還能促使人們客觀地檢視自己，所以很適合不容易下定決心的綠色類型人使用，幫助他們加強走上真實之路所需的魄力。

【心理、生理、護膚作用】

心理：日本扁柏精油的香氣就像是會讓人忍不住想要深呼吸的森林氣味，因此可以鎮靜緊張、精神壓力和煩躁，還能夠令人放鬆心情。日本扁柏精油可以幫助我們療癒疲憊的神經，並且恢復活力。

生理：抗菌作用、鎮靜作用、防蟲作用等。

護膚：抗發炎作用、強化皮膚作用、消除體臭等。

【使用時機】

覺得自己無法活出自己時，或者是感覺想要探尋自己的生活使命和目標的時候最適合使用。可將日本扁柏精油用在芳香澡上，或者是閉上眼睛，一邊冥想一邊享受薰香的樂趣。

【植物特徵】

日本扁柏被認為是能在充滿害蟲和濕氣的環境下發揮強力殺菌作用的喬木，所以自古以來就被當成神社佛壇以及浴缸的建材。據說光是嗅聞日本扁柏的香氣就能夠讓身心靈獲得和森林浴同等的功效。不僅如此，日本扁柏精油也是日本原產日式精油的代表。

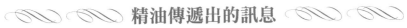 **精油傳遞出的訊息**

你的夢想是什麼呢？那個夢想現在還是進行式嗎？如果你覺得自己不應該過著這樣的人生，請靜下心來面對自己。真正的答案就在你的心中。現在正是你察覺自己來到世上究竟有什麼意義的時機。如果你知道答案的話，接下來要做的事情就是付諸行動！

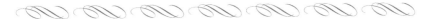

紫色香氣

利用充滿神祕感的香氣幫助冥想
療癒的香氣

　　最適合療癒紫色類型人的精油是沉穩又有深度，還會給人神聖感覺的精油種類。這些具有複雜性的精油是無法用三言兩語就描述出它們帶著怎麼樣的香氣。

　　紫色是對應到頂輪的顏色，所以紫色類型的人也很需要能夠消除頭痛和失眠症狀的精油。這些自我主張不強烈但是卻帶著神祕高尚形象的香氣，應該可以把我們帶領到自己內心的最深處。

推薦精油

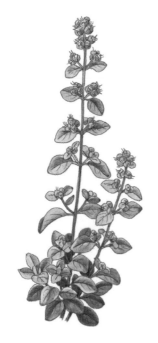

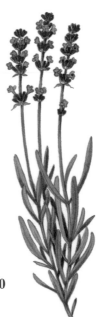

撫慰悲傷
馬鬱蘭 →P.176

舒緩緊張和緩心情
薰衣草 →P.180

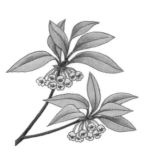

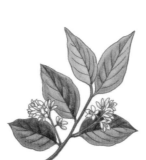

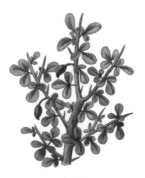

烏樟（黑文字）
→P.184

安息香
→P.186

沒藥
→P.188

推薦精油配方請參考P.256～261。

Marjoram
馬鬱蘭
撫慰悲傷

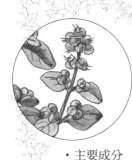

- 學名　　　Origanum majorana
- 科名　　　唇形科
- 萃取部位　葉子
- 萃取方法　水蒸氣蒸餾法
- 調性　　　中味
- 香氣強度　中等
- 主要成分　松油烯-4-醇、檸烯、檜烯、羅勒烯等
- 主要產地　法國、英國、西班牙、埃及等
- 香氣特徵　溫暖辛辣的氣味中又帶有些微甜味的香草香氣
- 注意事項　懷孕中請勿使用

Keyword：同感、安心、慈愛

【精油的特性和主宰色彩】

馬鬱蘭精油的香氣可以賦予我們療癒的感覺和慈悲的心靈。
紫色類型的人很容易被悲傷、孤獨感和失落感所困，而馬鬱
蘭精油正好可以緩慢地鎮靜他們的纖細情感，為他們的心靈
帶來溫暖的安心感。馬鬱蘭精油應該還可以幫助他們接受人
生中發生的所有事情都有背後的理由。此外，馬鬱蘭開出的
花朵帶有淡淡的粉紅色，因此也很適合人生課題是「愛」和
接受真實自己的粉紅色類型人使用。

【心理作用】

馬鬱蘭精油能夠有效鎮靜因為精神壓力而過於緊繃的神經。馬鬱蘭精油除了能夠舒緩內心的不安和緊張之外，還能撫慰心靈，幫助人們擺脫深植在心中的驚嚇和創傷。

【生理作用】

促進血液循環、鎮痛（特別針對肌肉痠痛、頭痛、經痛）、強心、鎮靜、消化器官不適（特別針對消化不良、便祕、腸部脹氣）的改善、抗發炎、催經作用等。

【護膚作用】

舒緩傷口疼痛、改善黑眼圈及肌膚暗沉等。

【使用時機】

因為一個人獨自煩惱而導致神經疲勞時；或者是覺得沒有人理解自己，因而造成心中有強烈孤獨感的時候最適合使用。可將馬鬱蘭精油滴在睡前的芳香澡之中，或者是塗抹在肩頸上之後加以按摩。

【植物特徵】

馬鬱蘭被認為是象徵幸福的香草，從古希臘時代就被當作藥草廣泛地用在各種用途上。有一說認為「Marjoram」是來自於拉丁語中代表「成長、長久」的單字「maior」，馬鬱蘭亦被稱為長壽的香草。據說馬鬱蘭除了會被贈送給新婚夫婦藉以祝福他們幸福美滿之外，還會被種植在墓園裡，為死者的靈魂帶來平安。

馬鬱蘭
香氣描述

溫暖的香氣緩緩地填滿在身體中，給予我們深層的放鬆感，並且感覺滿足感滲透到心靈最飢渴的部分。

Image Memo

安定感、踏實感	★★★
喜悅和幸福、性感的	★★★
協調、寧靜	★★★★
溫柔的包容感	★★★★
提升感性	★★★
神聖的感覺、冥想感	★★★★

香氣的
印象風景

雪景中的湯布院溫泉。在老字號日式旅館交誼廳度過的夜晚。壁爐的火焰、舒適的沙發……感覺就好像是有人跟自己說想待多久就待久，不用著急。明明就是一個人在寒冷的冬天裡獨處，卻覺得愛意和幸福感慢慢地盈滿在胸口，馬鬱蘭精油會讓人聯想到這種情景。

如果你因為自己一個人不斷煩惱而覺得自己快要被孤獨感和不安吞沒時，請呼喚我吧。你要不要跟我傾訴所有難過和悲傷的事情呢？我絕對不會傷害你，也不會逼得你喘不過氣來。我只會待在你身旁，傾聽你長久以來壓抑在心裡的事情。我會在你能入睡之前一直待在你身邊。在你每天晚上都能夠睡得很熟之前，你隨時都能呼喚我喔。真實的你是個值得被愛的人也是個被人需要的存在。等你的心靈獲得了足夠的喘息之後，你就該出發去見見那個一直在等著你的人。

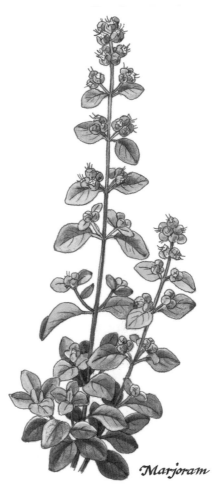

Marjoram

Lavender
薰衣草

舒緩緊張和緩心情

Violet

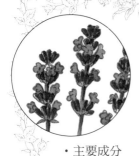

- 學名　　　　Lavandula angustifolia
- 科名　　　　唇形科
- 萃取部位　　葉子和花瓣
- 萃取方法　　水蒸氣蒸餾法
- 調性　　　　中味
- 香氣強度　　弱～中
- 主要成分　　乙酸芳樟酯、沈香醇、羅勒烯、石竹烯等
- 主要產地　　法國、義大利、澳洲、保加利亞、日本等
- 香氣特徵　　融合了清爽香草氣味及柔和花香味又帶有些許甜味的香氣

Keyword：療癒、慈悲、守護

【精油的特性和主宰色彩】

薰衣草會開出美麗的紫色花朵，而薰衣草精油可以說是紫色類型人的守護神。薰衣草精油的柔和香氣可以幫助身負重物而喘不過氣的人放下肩膀上的重擔，並且撫慰、放鬆他們的身心靈。紫色類型的人總是想要回應對方的想法和期待而放棄了自己的意見，導致他們在無意識中壓抑了自己的想法。再加上紫色類型人個性纖細敏感又具有豐富的感受性，所以也就更容易放大精神壓力的影響。薰衣草精油在這種時候應該可以幫助他們穩定地度過人生同時也活出自己。

【心理作用】

薰衣草精油的香氣以鎮靜及安眠效果而聞名。薰衣草精油可以緩和憤怒和不安等的負面情感，同時也能淨化心靈，還能將抑制自我情感所造成的情緒不穩定狀態恢復成和諧又有安定感的穩定狀態。

【生理作用】

鎮靜、鎮痛（特別針對肌肉酸痛、神經痛、頭痛、經痛）、安眠、抗病毒、降血壓、呼吸系統不適（特別針對支氣管炎、感冒、氣喘）的改善等。

【護膚作用】

皮膚再生，燙傷、曬傷、傷口、青春痘等發炎症狀的改善等。

【使用時機】

因為顧慮太多事情而導致精神疲憊時，或者是當自己變得容易受傷又敏感而且需要療癒時最適合使用。可將薰衣草精油滴在芳香澡裡或者是當成枕邊的薰香來使用。

【植物特徵】

薰衣草的英文名字是源自於拉丁語，此單字意為「清洗」及「藍色的」。因薰衣草具有消毒效果，所以據說在古羅馬時期，人們會而在沐浴時將薰衣草放入浴盆中。另外，聽說在中世紀時期，人們會將薰衣草的花瓣撒在家中或是教會的地板來預防傳染病，而南法的格拉斯則是會使用薰衣草精油來為皮革製的手套薰香。

薰衣草
香氣描述

青草、樹木和花朵的香氣複雜交織在一起的溫柔香氣。感覺這樣的香氣緩慢地滲透進胸口和腦中，並且幫助我們融解心中的負面情感再加以洗淨。

Image Memo

安定感、踏實感	★★★
喜悅和幸福、性感的	★★★
協調、寧靜	★★★★
溫柔的包容感	★★★★
提升感性	★★★
神聖的感覺、冥想感	★★★★

香氣的
印象風景

北海道富良野的薰衣草花田。溫和柔軟的花香味、一望無際的紫色絨毯。將薰衣草的香氣吸滿在整個胸腔裡之後，就覺得疲憊和緊張漸漸地被解放，就連累積在胸口深處的煩惱都好像被打散了一樣，薰衣草的香氣讓人聯想到這樣的情景。

精油傳遞出的訊息

你是不是總是想要完美地扮演
自我要求高又保持謙虛的角色
呢？因為你是個責任感強、辦
事又俐落的人，所以就算你的
臉上笑著，內心可能還是在煩
惱著各式各樣的事情。我會像
你的守護天使一樣，用溫柔的
翅膀保護你不受各種精神壓力
困擾，以免你的精神變得過度
疲乏。我想要幫助感受性強又
敏感的你放鬆肩膀的力氣。你
不需要擔心任何事情，我希望
你從明天開始要展現出屬於你
的直率和輕鬆，因為我相信所
有人都會滿心愛意地接受這樣
子的你。

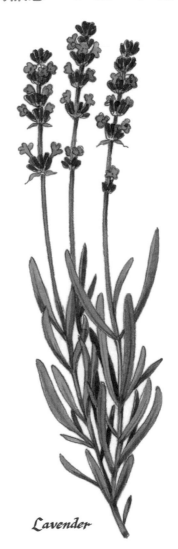

Lavender

Kuromoji
烏樟（黑文字）

給予能夠和自己對話的時間

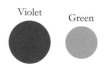

Violet　Green

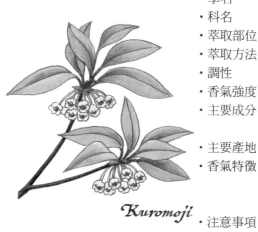

Kuromoji

・學名	Lindera umbellata
・科名	樟科
・萃取部位	葉子和樹枝
・萃取方法	水蒸氣蒸餾法
・調性	中味
・香氣強度	中～強
・主要成分	沈香醇、香葉醇、乙酸芳樟酯、檸烯等
・主要產地	日本（伊豆）
・香氣特徵	具有深度穿透力的森林香氣中又混合著花香味的夢幻香氣
・注意事項	無

Keyword：調和、安心感、慈愛

【精油的特性和主宰色彩】

烏樟精油的香氣不但具有深度還會讓人聯想到翁鬱的森林，而且還能給予我們舒適的時間和空間。在紫色類型人感到孤獨和悲傷的時候，或者是綠色類型人覺得沒有自己的時間和歸屬時，烏樟精油應該能療癒他們。烏樟精油應該能幫助他們不受其他人的影響，並且協助他們理解如何享受只屬於自己、充實又神聖的時間。

【心理、生理、護膚作用】

心理：烏樟精油的香氣可以讓人感受到溫暖又熟悉的「日本森林」，不但能夠溫柔地解除內心的不安和緊張，還能帶給人們舒適的安心感。烏樟精油還具有療癒悲傷和抑鬱的包容力。
生理：殺菌、鎮靜、安眠作用、活化免疫系統、止血作用等。
護膚：可預防感染、改善傷口、熱疹和蚊蟲咬傷等。

【使用時機】

覺得每一天都很忙碌沒有自己的時間時；或是對人際關係感到疲憊，想要面對自己的內心藉以取回心中平靜的時候最適合使用。請利用烏樟精油的薰香或是將其塗抹在上胸、頸部等部位後按摩來放鬆自己。

【植物特徵】

烏樟的日文名稱「黑文字」是源自烏樟樹枝上的黑斑看起來很像文字而得名。烏樟自古以來就是生長在伊豆地區的樹木。從明治時代開始就被當地人做成精油，或是製成肥皂來使用。聽說明治時代之後烏樟的精油製造曾經一度中斷，大約在二十年前又再度復活。因為烏樟經由無法大量製造，所以是數量稀少且價值不斐的精油。

精油傳遞出的訊息

如果你厭倦了日常生活的喧鬧，要不要跟我一起進入森林中呢？陽光透過樹木的枝葉灑下來，鳥和蟲子的鳴叫聲，還有融合了樹木、大地和花朵各種深邃香氣的世界。在這個世界裡你應該能察覺到這件事情，那就是只要你好好善用「時間」，時間就會賦予你的人生豐富的意義。

Benzoin
安息香

給予溫柔和療癒的感覺

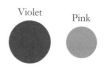

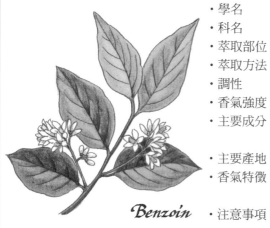

Benzoin

· 學名	Styrax benzoin
· 科名	安息香科
· 萃取部位	樹脂
· 萃取方法	溶劑萃取法
· 調性	後味
· 香氣強度	中等
· 主要成分	苯甲酸苄酯、肉桂酸、乙醛、香草醛等
· 主要產地	爪哇、蘇門答臘、泰國等
· 香氣特徵	溫柔的香脂氣味中又帶有甜蜜濃厚的香草香氣
· 注意事項	無

Keyword：閒適、溫暖

【精油的特性和主宰色彩】

安息香精油能夠緩和擔憂及憂慮，並且帶給人們寧靜和安心感。紫色類型的人很容易自己一個人陷入煩惱中又很容易過度憂慮，而安息香精油則是能夠幫助他們冷靜地接受人生帶來的變化。而當粉紅類型的人覺得內心沒有被愛填滿時，也很適合使用這個帶有甜蜜香氣的精油。

【心理、生理、護膚作用】

心理：安息香精油能夠緩慢地讓內心冷靜下來。它的甜蜜香

氣不僅能舒緩緊張和精神壓力，還能撫慰孤獨和悲傷。安息香精油能夠放鬆疲憊且消耗殆盡的狀態，幫助人們緩慢地恢復精神。

生理：強心作用、促進血液循環、呼吸系統的強化、利尿作用、抑制血糖上升等。

護膚：收斂、保濕、抗發炎等作用。

【使用時機】

獨自一人苦惱而覺得孤獨又寂寞時，或者希望自己受人溫柔呵護的時候最適合使用。請藉著精油澡或薰香來療癒自己吧。

【植物特徵】

安息香的英文名字是源自於「從爪哇來的香氣」這個單字。安息香樹開著黃色或白色的花朵，樹脂則是紅褐色。自古以來人們就會在驅除惡靈的儀式中焚燒安息香，而到了現在人們也將安息香使用於寺院的薰香。安息香的樹脂也被稱為安息香，據稱其能夠讓肌膚變得光滑，因此自古以來就被用在香水和化妝品中。

精油傳遞出的訊息

你有沒有給自己很多的愛和療癒呢？與其擔心焦慮要怎麼樣解決這種狀況，不如換個角度思考，說不定現在的時機並不適合採取行動。你先把你的身心託付在我的甜蜜香氣中，試著對自己好一點吧。等你的心靈獲得了滿足之後，應該會覺得維持真實的自己就好了。

Myrrh
沒藥

搭起理想和現實間的橋梁

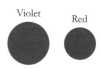

Violet　Red

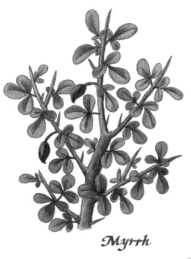

Myrrh

- 學名　　　　Commiphora myrrha
- 科名　　　　橄欖科
- 萃取部位　　樹脂
- 萃取方法　　水蒸氣蒸餾法
- 調性　　　　後味
- 香氣強度　　中～強
- 主要成分　　α-蒎烯、丁香酚、檸烯、杜松烯、桂皮醛等
- 主要產地　　索馬利亞、衣索比亞、蘇丹等
- 香氣特徵　　煙燻的香脂氣味中又混合著些許的麝香氣味
- 注意事項　　具有強烈的催經效果，懷孕請勿使用

Keyword：閒適、溫暖

【精油的特性和主宰色彩】

沒藥精油在幫助人們扎根大地的同時還能開啟靈性感官，是個能夠引導人類和天地融合的精油。紫色是由天（藍色的象徵）與地（紅色的象徵）融合而成的顏色，而沒藥精油正好能夠引導紫色類型人統合理想和現實、思考和行動的糾結。紅色類型人好高騖遠時，沒藥精油還能賦予他們踏實感。

【心理、生理、護膚作用】

心理：沒藥精油的香氣可以刺激有氣無力的狀態並且鼓舞人心，還能夠療癒悲傷、憂鬱和失落感，解放過度憂慮的心靈，同時為人帶來付諸行動的幹勁。

生理：催經作用、預防感染、殺菌消毒、口腔及牙齦不適（牙槽膿溢、牙齦發炎等）的改善、活化免疫系統等。

護膚：傷口的殺菌消毒作用（特別針對紅疹、褥瘡等）、香港腳的改善等。

【使用時機】

變得不切實際又好高騖遠的時候，或是想要喚醒前往目的地的動力時，可以試試看沒藥精油的薰香。

【植物特徵】

據說尊崇太陽神的古埃及人除了在太陽崇拜的儀式中焚燒沒藥之外，製作木乃伊時也會用到沒藥的防腐效果。因為沒藥具有強力的消毒效果，所以還有被古希臘人帶上戰場的傳說流傳下來。沒藥的樹脂亦被稱為沒藥，在聖經上也記載著有人曾經將沒藥樹脂做成的香油獻給年幼的耶穌。

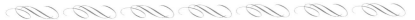
精油傳遞出的訊息

當你的思考和行動無法結合在一起的時候，或是心中明明有夢想卻放棄實現夢想時，讓我來為你施加魔法吧。這個魔法就像是鍊金術一樣，可以賦予你超越極限的潛力，讓你把不可能化為可能，並且指引你實現你的理想。

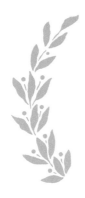
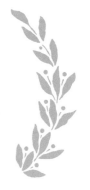

洋紅香氣

不苛求自己和其他人達到完美
寬恕的香氣

　　能夠療癒洋紅類型人的精油，有著纖細溫柔又能為人帶來幸福感的香氣。洋紅香氣不但有樹木和花朵的溫柔氣味，同時還加上了水果的清新氣味，在人們情感波動時，可以緩慢地釋放內心囤積的情緒，而在人們陷入哀傷時，則是可以引導他們的心靈恢復輕鬆樂觀的狀態，就像是給予人們天使般的支持一樣。

　　你因為完美主義傾向而對自己過度嚴苛時，或是一味地將你的愛付出給周遭人而感到疲憊的時候，洋紅香氣會溫柔地守護你。

推薦精油

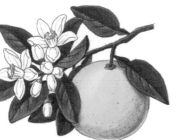

賦予輕盈的幸福感
葡萄柚 →P.192

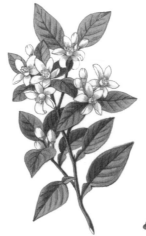

療癒受傷的心靈並使之再生
橙花 →P.196

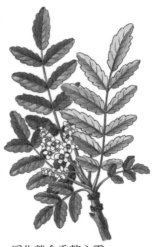

淨化雜念重整心靈
乳香 →P.200

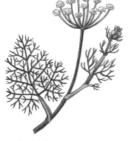

茴香
→P.204

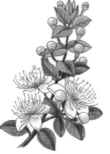

白桃木
→P.206

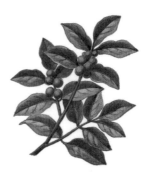

花梨木
→P.208

推薦精油配方請參考P.262～267。

Grapefruit
葡萄柚

賦予輕盈的幸福感

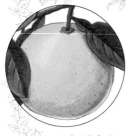

- 學名　　　　　Citrus paradisi
- 科名　　　　　芸香科
- 萃取部位　　　果皮
- 萃取方法　　　壓榨法
- 調性　　　　　前味
- 香氣強度　　　中～強
- 主要成分　　　檸烯、α-蒎烯、圓柚酮等
- 主要產地　　　美國、巴西、以色列等
- 香氣特徵　　　清爽輕盈又帶有些微溫和甜味的柑橘類香氣
- 注意事項　　　具有光毒性、對敏感性肌膚有刺激性

Keyword：幸福感、滿足、樂觀

【精油的特性和主宰色彩】

葡萄柚精油是個能夠賦予人們幸福感的精油。它的香氣能夠幫助人們更加輕鬆地面對現實，並且引導人們接受當下的狀況。葡萄柚精油能夠將人們的注意力從自己所缺乏的事物轉移到現有的事物上，讓人們對當下感到滿足並且能夠放鬆心情，因此很適合有輕度完美主義的洋紅類型人。此外，葡萄柚精油還能舒緩情緒，在事情沒有照著人們的預期進行時，防止人們因為失望陷入自我厭惡的情緒中。不僅如此，葡萄柚精油還能幫助人們釐清思緒，所以也很適合容易陷入不安和混亂的黃色類型人。

【心理作用】

葡萄柚精油的絕妙香氣混合著甜蜜氣味和清爽氣味，可以振奮精神並且帶給人們幸福感。葡萄柚精油還能緩和精神壓力，將不穩定的情感轉變成穩定的狀態，並且幫助人們恢復樂觀的心情。

【生理作用】

利尿（特別針對體液堆積、橘皮組織的改善）、促進脂肪燃燒、興奮作用、強化肝臟、殺菌消毒、增進食慾等。

【護膚作用】

收斂、促進血液循環、抗發炎、消除體臭等。

【使用時機】

當心裡充滿緊張、欲求不滿和煩悶感時；或是對於理想和現實的差距感到疲憊，造成心中充滿失落感和自我厭惡等時候最適合使用。請將葡萄柚精油用在薰香或是按摩上，溫柔地呵護自己吧。

【植物特徵】

葡萄柚是從柳橙的雜交種中培育出來的植物。因為葡萄柚的果實就像葡萄一樣成串地從樹上長出來故而得名。葡萄柚的種名「paradisi」意為「paradise（樂園）」，這是因為它的香氣給人像是人在樂園般的幸福感。近年已證實葡萄柚的香氣成分能夠促使身體分泌荷爾蒙進而促進燃燒體脂肪，葡萄柚因此成為了備受矚目的減肥產品原料。

葡萄柚
香氣描述

清爽的香氣將自己心中的沉重心情一掃而空。內心的飢渴感就像被幸福之水一點一滴地填滿，讓人覺得很舒服。

Image Memo

安定感、踏實感	★
喜悅和幸福、性感的	★★★★
協調、寧靜	★★★
溫柔的包容感	★★★
提升感性	★★
神聖的感覺、冥想感	★★

香氣的
印象風景

清爽的風吹撫在初夏的舊金山。放棄纜車這個選項，刻意選擇漫步在擁有許多爬坡的街道上。眼前除了可愛的店鋪、多彩的花朵之外，還能俯瞰波光粼粼的海洋。這天明明就是一個普通的日子，卻讓人感到非常幸福，葡萄柚精油讓人聯想到這樣的情景。

精油傳遞出的訊息

你是否因為在人生中過度追求崇高的理想而感到疲憊呢？只要事情進行得不順利，你是不是就會責備自己呢？來吧，跟我一起讓心情變得更加輕盈吧。你要不要試著思考看看自己是多麼幸運，你的人生有多麼圓滿和幸福，別把焦點放在你所沒有的事物上呢？若是你能接受自己的不完美，從那個瞬間起，你應該就會知道自己在這個世界上該做些什麼事。你只要先從看起來很容易完成的事情開始就行了。所謂的理想人生，可能不是期待能夠得到自己想要的東西，而是經過努力之後，驀然回首才發現自己已經得到自己想要的東西。

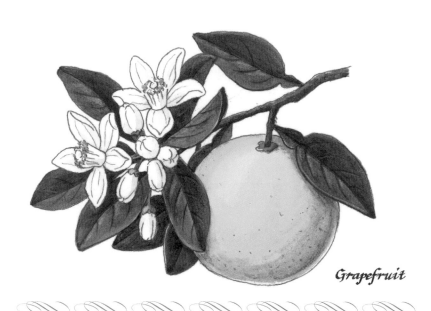

Grapefruit

Neroli
橙花

療癒受傷的心靈並使之再生

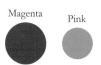

Magenta　Pink

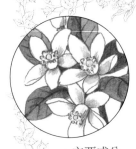

・學名	Citrus aurantium
・科名	芸香科
・萃取部位	花瓣
・萃取方法	水蒸氣蒸餾法
・調性	中味
・香氣強度	中～強
・主要成分	沈香醇、乙酸芳樟酯、橙花醇、橙花叔醇等
・主要產地	突尼西亞、摩洛哥、埃及、法國等
・香氣特徵	融合著花香味和柑橘味又帶有纖細甜蜜氣味的香氣
・注意事項	無

Keyword：包容、恢復、再生

【精油的特性和主宰色彩】

橙花的溫柔香氣可以教導我們疼惜自己、愛惜自己、善待自己的重要性。洋紅類型的人很容易把自己的事情擺在第二順位而為別人付出太多，因此很適合使用橙花精油。此外，粉紅類型的人很容易對愛情太過敏感而變得不安，而橙花精油正好可以賦予他們安心感、療癒他們內心受到的驚嚇，並且解放他們抑鬱的情感。

【心理作用】

橙花精油的香氣具有極佳的鎮靜效果，所以能夠溫柔地撫慰驚嚇及歇斯底里等所造成的亢奮狀態。此外，橙花精油還能夠減緩慢性不安及抑鬱症狀，並且為人們帶來幸福感。

【生理作用】

鎮靜、鎮痛（特別針對頭痛、神經痛等）、經前症候群（PMS）及更年期障礙的改善、催情、安眠、強化內臟等作用。

【護膚作用】

保濕、皮膚再生等作用（特別針對傷疤、妊娠紋、皺紋、肌膚下垂等）。

【使用時機】

在心中累積著無法對人傾訴的煩惱時，或是想要放開過去的恐懼和不好的回憶並且向前邁進等時候最適合使用。可將橙花精油製做成香水，當成護身符隨身攜帶。

【植物特徵】

從苦橙樹的花朵萃取出來的精油就稱為橙花精油。從苦橙樹中除了能萃取出橙花精油之外，從其枝葉可以萃取出苦橙葉精油，而從其果皮可以萃取出苦橙精油。橙花精油的英文名字「Neroli」是來自古代義大利的內羅拉（Nerola）公國，因為內羅拉公國的王妃皇后非常喜歡橙花的香氣。此外，橙花在歐洲是純潔的象徵，因此常被用在新娘的捧花上。

橙花
香氣描述

美妙的香氣溫柔且輕盈地纏繞在身上並且擴散到整個胸口裡。感覺心中的糾結和抑鬱慢慢地被化解並且消失不見。

Image Memo

安定感、踏實感	★★★
喜悅和幸福、性感的	★★★
協調、寧靜	★★★★★
溫柔的包容感	★★★★★
提升感性	★★★
神聖的感覺、冥想感	★★★★

香氣的
印象風景

在寧靜的夏威夷歐胡島凱瑪納海灘所看到的夕陽。海浪的聲音、微風、花朵香氣、柔軟白沙的觸感。美麗火紅的夕陽令人覺得世上再也沒有比這更美的景色了。在這樣的景色之下感覺就好像能夠忘卻所有痛苦並且原諒以往無法原諒的人，橙花精油讓人聯想到這樣的景色。

精油傳遞出的訊息

你心中是否有埋藏的創傷，明
明覺得沒問題了、自己早就已
經重新振作起來了，但是心中
還是覺得自己被人背叛呢？如
果你的眼眶還是充滿著眼淚、
胸口依舊疼痛的話，說不定你
還需要一點時間來療癒你的心
靈。你可不能逼迫自己快一
點恢復活力，你應該要先全然
地接受受傷的自己，以及難過
到無法振作起來的自己，並且
擁抱這樣的自己。之所以會發
生那件事情，是因為對你來說
那是人生十分重要的一門課，
所以你不需要為此感到焦急。
只要你一直跟我在一起，總有
一天你會突然放下受過傷的過
去，察覺到已經蛻變的自己。

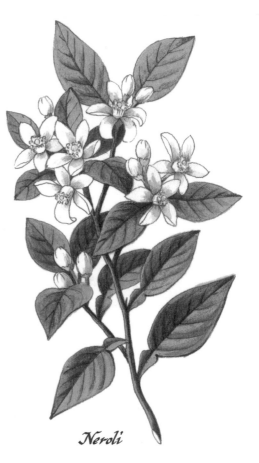

Neroli

Frankincense
乳香

淨化雜念重整心靈

Magenta　Violet

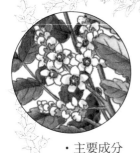

- 學名　　　　Boswellia carterii
- 科名　　　　橄欖科
- 萃取部位　　樹脂
- 萃取方法　　水蒸氣蒸餾法
- 調性　　　　後味
- 香氣強度　　中等
- 主要成分　　α-蒎烯、檸烯、百里香素、馬鞭草烯酮等
- 主要產地　　衣索比亞、蘇丹、黎巴嫩等
- 香氣特徵　　木質辛辣的香脂氣味中又帶有檸檬氣味的香氣
- 注意事項　　無

Keyword：放開、冥想、慈悲

【精油的特性和主宰色彩】

乳香的香氣不僅能夠促使人們進入冥想的狀態，還能夠舒緩內心的不安和煩躁，為心靈帶來寧靜和洞察力，並且在人們執著於某件事物上的時候，幫助人們輕鬆地放下心中的執念藉以淨化心靈。洋紅類型人雖然能夠細心地顧慮到日常生活中發生的小事情，但是有時候會因為忙碌的每一天或是不斷轉變的現實而耗盡心力，乳香精油應該能在這種時候療癒他們。此外，乳香精油還能在紫色類型人感到孤單的時

候，像神明般慈愛地守護著他們。

【心理作用】

乳香精油能夠引領我們做深呼吸，因此可以淨化並且撫慰我們心中的不安，或強迫思考來幫助我們恢復穩定的心情。乳香精油還被認為有淨化氣場的效果。

【生理作用】

呼吸系統的不適（特別針對支氣管炎、氣喘）的改善、防止泌尿系統發炎、子宮的強化作用、促進消化作用等。

【護膚作用】

收斂、強化、皺紋及肌膚下垂的改善、皮膚再生作用、改善傷口狀況等。

【使用時機】

因為忙碌或是內心有煩惱而難以保持平常心時，或是想要用全新的心情踏出新腳步等時候，可將乳香精油做成薰香慢慢地享受。

【植物特徵】

乳香的英文名稱在古法語中代表了「真正的薰香」，並且還有「Olibanum」這個別名。「Olibanum」源自於阿拉伯語裡面的「乳」，因為乳香樹的樹脂是乳白色而得名。在聖經裡面也是獻給幼年耶穌的物品之一。乳香就連到了現在都被認為是神聖之物，人們依舊會在宗教儀式中焚燒乳香做為薰香之用。

乳香
香氣描述

沉穩的香氣感覺就像是在樹木的氣味中添加了神聖的能量一樣，隨著香氣的擴散可以感受到自己和崇高的存在之間漸漸互相連結，除此之外，還能感受到自己是被神聖的力量守護著。

Image Memo

安定感、踏實感	★★★
喜悅和幸福、性感的	★★
協調、寧靜	★★★★★
溫柔的包容感	★★★
提升感性	★★★★
神聖的感覺、冥想感	★★★★★

香氣的印象風景

義大利翡冷翠的風景看起來就好像是時光自文藝復興時代起就不再流逝。橘色的屋頂、堆砌的石牆和鐘聲。跪在小小教會的祭壇前向神明祈禱，祈禱過去的一切都能夠被原諒，而自己也能夠重新出發。乳香精油讓人聯想到這樣的情景。

你明明就很想要踏出新的腳步，但是心中的各種情感卻像是海浪一樣不停地沖擊著自己，讓你因為內心的混亂而無法動彈，如果你陷入這種情況的話，請試著跟我一起閉上眼睛並且深呼吸吧。等到你的心情恢復平靜之後，我希望你問自己一個問題：「一直困擾著我的事情究竟是什麼？」只要知道這個問題的答案，你就不需要再困擾了。讓過去一切的痛苦都隨著美麗的眼淚一起流逝吧。現在你的心靈就像是全白的畫布一樣，散發著純粹的光輝。我會一直祈禱，希望你人生的新開始能夠充滿著愛與幸福。

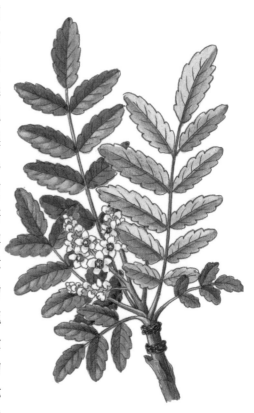

Frankincense

Fennel
茴香

讓人超越自己的界線
達成目標

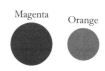

Magenta　　Orange

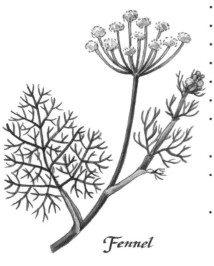

Fennel

- 學名　　　　Foeniculum vulgare
- 科名　　　　繖形花科
- 萃取部位　　種子
- 萃取方法　　水蒸氣蒸餾法
- 調性　　　　中味
- 香氣強度　　中～強
- 主要成分　　枯茗醛、茴香酮、樟烯、茴
　　　　　　　香腦等
- 主要產地　　義大利、法國等
- 香氣特徵　　花香調的香草氣味中又帶有
　　　　　　　八角的辛辣味
- 注意事項　　懷孕中請勿使用、具有強烈
　　　　　　　的皮膚刺激性、若有子宮內
　　　　　　　膜異位症或子宮癌症狀請勿
　　　　　　　使用

Keyword：堅韌、興奮

【精油的特性和主宰色彩】

茴香的香氣能給人飽足感，因此能夠讓我們對現在的自己感
到滿足、覺得生活很充實，同時還可以幫助我們放下不必要
的執著，開始嶄新的旅程。洋紅類型的人很容易對現狀感
到不滿，而茴香精油應該可以幫助他們獲得滿足感，引領他
們到人生的下一個階段。因為茴香精油可以賦予人勇氣和活
力，所以也很適合橘色類型的人使用。

【心理、生理、護膚作用】

心理：因為茴香精油具有強烈的興奮、強化效果，所以在人們遇到困難或是處於逆境中時，可以給予人們力量和勇氣，並且促使人們行動。不僅如此，茴香精油還能帶給人滿足感和成就感。

生理：解毒和淨化、肝臟和腎臟的強化、利尿作用、促進消化、腸部不適症狀的改善、內分泌系統的強化、催經作用、舒緩更年期障礙等。

護膚：皮膚的淨化及強化作用等。

【使用時機】

感受到自己的極限時，或是對許多事情太過執著而陷入泥沼並且感受不到幸福等時候最適合使用。可將茴香精油做成薰香或是芳香噴霧使用，達到同時淨化心靈和氣場的效果。

【植物特徵】

據說茴香在中國古代非常受歡迎，還被用來處理被毒蛇咬傷的傷口。而在古羅馬，人們則是相信茴香不僅能祛除惡靈，對於眼部疾病的治療也很有效。此外，茴香精油的香氣可以讓人有飽足感，所以茴香精油也被用在減肥用途上。

精油傳遞出的訊息

你有沒有察覺到在你的心中存在著連你自己都無法想像的力量呢？那股力量是超越了極限之後才會展現在世人面前的創造性能量。現在正是釐清你未完的夢想並且加以實現的時機。你的成功應該會帶給許多人希望和勇氣。

Myrtle
白桃木
將美與幸福帶到日常生活中

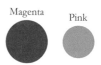

Magenta　Pink

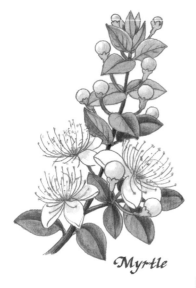

· 學名	Myrtus communis
· 科名	桃金孃科
· 萃取部位	葉子
· 萃取方法	水蒸氣蒸餾法
· 調性	中味
· 香氣強度	中等
· 主要成分	香葉醇、沈香醇、橙花醇、樟烯等
· 主要產地	摩洛哥、突尼西亞、奧地利等
· 香氣特徵	清新舒爽的香草氣味中融合著些微甜味的香氣
· 注意事項	使用濃度過高可能會對敏感性肌膚產生皮膚刺激性

Keyword：純粹、美、光輝

【精油的特性和主宰色彩】

白桃木精油不僅能夠讓人恢復純粹的心靈，還能讓人察覺心中本來就存在的美麗光輝，並且讓它們再次閃耀在生活中。洋紅類型的人對人生抱有遠大的理想和期待，因此很容易在達成理想的過程中感到疲憊，而白桃木精油正好可以幫助他們找回自己的原點。粉紅類型人的人生課題之一是認同自己的真實樣貌是美好的存在，因此白桃木精油也很適合他們使用。

【心理、生理、護膚作用】

心理：白桃木精油的純粹香氣可以淨化心中的憤怒和煩躁，幫助人們恢復純淨無暇的靈魂，同時還能一掃內心的痛苦思緒和低落的情感。

生理：安眠作用、呼吸系統不適（鼻塞、多痰、支氣管炎等）的改善、殺菌消毒、強化子宮等作用。

護膚：改善傷口和紅疹狀況、預防感染作用等。

【使用時機】

因為老是追求遠方的事物而覺得看不清身旁的事物時，或是覺得沒有人能夠理解和認同自己因而感到很寂寞的時候最適合使用。可將白桃木精油滴在精油澡中或是做成薰香來享受。

【植物特徵】

白桃木自古以來就被人們當成是萬靈丹來使用。據說古希臘人認為白桃木是永恆的愛和長生不老的象徵，也相信白桃木是愛情的媚藥。實際上他們會將白桃木做成結婚典禮用的髮飾或捧花，而在奧林匹克運動會中也會將白桃木葉編成的桂冠授予給冠軍。

精油傳遞出的訊息

你是否有察覺到一般日常生活中也有美麗事物的存在，還有你的內心也存在著美麗事物呢？如果你因為被現實擊敗而感到孤單寂寞時，請你一定要想起在你的身邊總是充滿了從天上灑落下來的愛。在此同時，真實的你總是被人所愛著。

Rosewood
花梨木

帶來充滿愛意的心情

Magenta

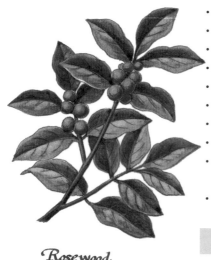

- 學名　　　　Aniba rosaeodora
- 科名　　　　樟科
- 萃取部位　　樹幹（心材）
- 萃取方法　　水蒸氣蒸餾法
- 調性　　　　中味
- 香氣強度　　中等
- 主要成分　　沈香醇、香葉醇、橙花醇等
- 主要產地　　巴西、秘魯等
- 香氣特徵　　木質氣味中又帶著些許的玫瑰甜味和辛辣氣味
- 注意事項　　無

Keyword：感受性、療癒、調和

Rosewood

【精油的特性和主宰色彩】

洋紅類型的人常常會注意到小事情並且很能夠體貼別人，但是他們也因為如此很容易在內心累積各種問題並且會為此感到疲憊。味道會讓人聯想到玫瑰香氣的花梨木精油，正好可以在這種時候派上用場，它能夠減輕洋紅類型人精神上的負擔，同時幫助他們不再受小事情困擾而能輕鬆地過日子。花梨木精油還能夠緩和因自責的念頭所引起的憤怒。

【心理、生理、護膚作用】

心理：花梨木精油的香氣能夠強力作用在神經系統上，幫助人們平衡神經系統，因此能夠在精神疲憊時和緩地療癒心靈，同時讓心情開朗振奮。

生理：活化免疫系統、強化內臟、殺菌消毒、鎮痛作用、頭痛及緩和偏頭痛等。

護膚：促進血液循環、保濕、抗發炎、消除體臭作用等。

【使用時機】

因為要做的事情太多而感到煩躁的時候，或是為了別人的事情過度操勞而感到疲憊的時候最適合使用。可將花梨木精油做成精油澡，悠閒地享受泡澡時光，或者是混合基底油後塗抹在臉部或上胸頸部加以按摩。

【植物特徵】

花梨木的日文名稱為紫檀，是生長在巴西熱帶雨林中的常綠樹，花梨木精油則是從樹幹的心材中萃取出來。花梨樹亦是知名的高級家具材料，在巴西人們稱其為「Jacaranda」。此外，在巴西為了防止花梨木滅絕，目前正在推動花梨木的種植。

精油傳遞出的訊息

你是一個美好的人，你為了家人和你身邊的人付出你的愛和體貼，但是你不需要在覺得很疲憊的時候還勉強自己努力下去。只要你能放開「這件事情一定要由我來做」和「一定要把事情做到這個段落」的想法，你就會發現接受別人的愛是出乎意外地簡單。

關於色彩和香氣
的Q & A

Q 請告訴我精油的萃取部位和主宰色彩之間有什麼
　關連。

A 精油是從植物的各個部位，像是花瓣、葉子、樹
　幹的心材、果實、種子和根部等萃取出來。根部
　代表了扎根大地的生命泉源，而花朵則是向外
　「綻放」的意思，因此植物的每個部位都有其功
　能和意義，同時也會反應在精油的特性上。舉例
　來說，從植物根部萃取出來的精油可以幫助好高
　騖遠的人（紅色類型的傾向）。由此可知，從根
　部萃取出來的精油大多都會歸類於紅色類別。

Q 請問從精油香氣感受到的印象和精油的主宰色彩
　有什麼樣的關係呢？

A 香氣給人的印象可以透過脈輪理論對應到色彩，
　並且能帶給不同顏色類型的人強烈效果。舉例而
　言，給人沉穩感覺的香氣適合紅色對應到的海底
　輪；能夠舒緩心情的香氣適合綠色和粉紅色對應
　到的心輪；能夠從喉嚨衝上腦部的香氣適合藍色
　和紫色對應到的喉輪。

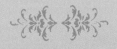

Chapter 3
從色彩知道你需要的
自我療法！
176 種針對不同煩惱的香氣配方

色彩會透露出最適合你的精油配方！

請活用心理色彩測驗的結果，
進行最適合你的芳香療法。

能夠解決你困擾的芳香療法

使用精油來療癒身心的方法並不是只有單純嗅聞香氣而已，還有其他許多種方式。藉由混合數種各自擁有特定效果的精油，可以進一步強化精油的療癒效果。

自右頁開始，本書會介紹芳香療法中最具代表性的療癒手法。

由色彩判斷出你的煩惱和最適合你的香氣配方

藉由 P.12 開始的心理分析測驗可以得知「代表你人格類型的顏色」，再從這個結果分析你容易陷入的情感問題模式，進而了解你最可能產生的煩惱。

接著，自 P.220 開始的內容，是依照不同的顏色類型提供具體的芳香療法療癒手法和精油配方，用以解決你心中的煩惱。在本書的 Chapter 1 中已經測出了你的人格顏色，請以此為參考找出你目前已經察覺到的煩惱，並且嘗試使用能夠療癒這些煩惱的精油配方。

1：薰香

芳香療法最基本的方式，藉由嗅聞精油的香氣或是讓香氣飄散在所處空間中，達到療癒效果。

①簡單地利用棉花球或是手帕嗅聞香氣

直接把一至二滴的精油原液滴在棉花球、手帕等物品上，貼近鼻子後將精油香氣吸入體內。

②利用馬克杯吸入香氣

將熱水注入馬克杯中至八分滿，滴入二至三滴精油到馬克杯裡之後將蒸發的精油香氣吸入體內。

③擴香器（水氧機）

擴香器是利用電動空氣幫浦創造出的空氣壓力來讓精油的香氣成分擴散至空氣中。因為擴香器的香氣擴散力很強，因此香氣會立刻擴散到空間中，而且還能持續很長一段時間。

④利用薰香燭台療癒身心

薰香燭台是利用蠟燭或其他的熱源加熱精油，讓精油的香氣擴散到空氣中的器具。將冷水或熱水注入薰香燭台的頂部容器之後，再滴入五滴左右的精油，接著水分和精油就會因為熱度而蒸發，香氣也會因此飄散在空氣中。

2：精油澡

能夠實際體驗到雙重的芳香療法效果：
從鼻子吸入香氣的效果和從皮膚吸收精油的效果。

①全身浴

將熱水注入浴缸至肩膀高度，滴入一至五滴左右的精油之後享受泡澡樂趣及芳香療法的方法。

如果泡澡的目的是想在睡前或其他時間放鬆的話，請使用 38 ～ 39℃的微溫熱水泡澡泡二十分鐘左右；如果泡澡的目的是為了在早晨或其他時間振奮精神的話，請使用 41 ～ 42℃的高溫熱水泡澡泡大約五分鐘。

②半身浴

將熱水注入浴缸至心窩高度，滴入一至三滴左右的精油之後享受泡澡的樂趣。請使用 38℃左右的微溫熱水泡澡泡二十分鐘到一個小時。

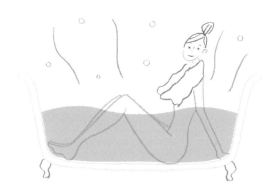

3：香水

將精油製作成香水之後，可以保存較長的時間。
建議各位將精油香水當作療癒心靈的護身符隨身攜帶。

～製作方法～　＊製作 5ml、濃度 10% 的香水

1）用燒杯量取 5ml 的無水乙醇（無水酒精）。
2）滴入精油，總共的滴入量為 10 滴。
3）用玻璃棒將混合液攪拌均勻之後，把溶液放入精油噴瓶中。

＊香水剛製作完畢時會殘留酒精的刺鼻味，因此請將香水靜置二週左
　右再開始使用。
＊若是想要將精油製作成香油，可使用植物油（基底油）取代無水乙
　醇。香油會散發出溫和的香氣，各位可以依照自己喜歡的質感選擇
　基底油。
＊如果想要改變製作容量的話，可計算出稀釋濃度之後再調配香水（稀
　釋濃度的計算方法請見 P.219）。

【使用方法】

　　市面上販售的香水大多都是以合成香料製作而成。利用
精油製作出來的香水跟市售的香水比較起來，不太會有香氣
過重的問題，若是各位還是很在意這個問題的話，可將精油
香水擦在膝蓋內側或是腳踝上，取代一般將香水擦在臉部周
圍或上半身的作法，這樣一來就只會感覺到有微微的香氣飄
散出來。

　　精油香水並不是由合成香水，而是散發出植物所具有的
純粹溫柔香氣，所以能夠直接為我們帶來療癒舒適的感覺。

4：芳香噴霧

芳香噴霧簡簡單單就能製作出來又具有立即效果，再加上容易攜帶，因此可當作外出或旅行時用來轉換心情的薰香。

～～製作方法～ ＊製作 50ml、濃度 1% 的芳香噴霧

1）用燒杯量取 5ml 的無水乙醇（無水酒精）。
2）滴入精油，總共的滴入量為 10 滴。
3）加入 45ml 的純水。
4）將混合液移放到噴霧容器後，搖晃噴霧容器至均勻混合液體。

＊如果想要改變製作容量的話，可計算出稀釋濃度之後再調配香水（稀釋濃度的計算方法請見 P.219）。
＊可使用礦泉水（軟水水質較為理想）取代純水。
＊若是以甘油取代無水乙醇就能製作出具有保濕效果的芳香噴霧。

【使用方法】

使用芳香噴霧時請先將混合液搖晃均勻。由精油製作出的芳香噴霧跟市售的除臭劑和臥室芳香噴霧不同，完全不含防腐劑，所以請務必盡早使用完畢。

因為芳香噴霧的製作方法很簡單，所以各位可以嘗試製作各種不同用途的芳香噴霧。若是要製作除臭噴霧或是防蟲噴霧，建議各位將稀釋濃度提高至 2 ～ 3%。

5：按摩

以下的按摩方法是為了自我療癒而設計，
想要多花點時間慢慢地放鬆心靈時可以自我按摩。

①上胸頸部按摩

　　用手取按摩油，**利用雙手的食指到無名指輕輕按壓在鎖骨下方，由中心向外側推拿**。因為鎖骨附近有許多淋巴結，如果能夠推開這附近的鬱結，淋巴和血液的循環都會變好。

　　此外，心輪是位於兩側乳頭之間中心點的能量中心，藉由從胸部正中央往外側的推拿，就能調整脈輪的波動、幫助開啟心輪。

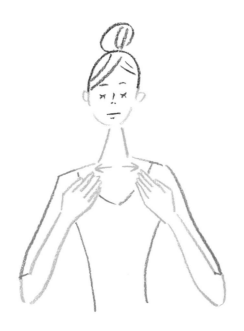

②頸部周圍按摩

利用單手的食指到無名指，慢慢地從耳下往肩膀方向推拿。接下來再用雙手按摩頸部後側，將雙手按壓在頭髮的生長線上，並且慢慢地往頸部和肩膀的交界處推拿。按摩時請用深呼吸來感受香氣的效果。

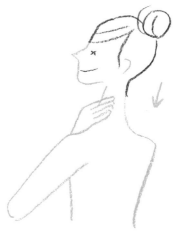

除了上述的按摩方式之外，還能用食指到無名指這三隻手指頭慢慢地按壓耳後和太陽穴等部位。覺得按起來很舒服的地方可以多花一點時間按壓。

④手掌、手背按摩

按摩完畢之後，可利用剩餘的按摩油按摩手部。先將手背朝上，再利用反側手的大拇指推拿每隻手指之間交界處；接下來再用反側手的大拇指以畫圓方式從指根往指尖方向按摩。若是讓按摩油滲透進指甲處還能防止指尖乾燥。

最後再用反側手的大拇指和食指搓揉手掌上大拇指和食指間的三角形肌肉。

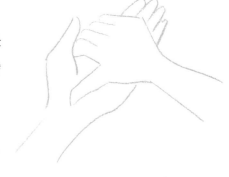

按摩油的製作方法

精油無法直接塗抹在皮膚上。請利用植物油（基底油）稀釋精油，藉以把精油製作成按摩油。以下將介紹按摩油的基本製作方法。

1）用燒杯量取基底材料的植物油（基底油）。
2）加入精油，並且用玻璃棒將兩者攪拌均勻。
3）將溶液移放至玻璃製的遮光瓶中保存。

＊製作身體用按摩油時添加的精油濃度為 1 ～ 2%；製作臉部用按摩油時添加的精油濃度為 0.5 ～ 1%。
＊每一滴精油的容量為 0.05ml，因此請依照基底材料的分量計算應滴入的精油滴數。
＊因為自行製作的按摩油中不含防腐劑，所以請將按摩油放置於陰暗處保管，並且盡早使用完畢。

根據稀釋濃度計算精油的滴數

「稀釋濃度」意為相對於基底油等的基底材料，該加入百分之幾的精油。一般來說，臉部用和身體用按摩油的稀釋濃度分別為 0.5 ～ 1% 以及 1 ～ 2%。另外，一滴精油的容量為 0.05ml，以下要介紹的計算方法會告訴各位如何計算應添加精油滴數。

〔利用 50ml 的基底油製作精油濃度 1% 的身體用按摩油〕
50ml × 0.01 = 0.5ml（所需的精油容量）
0.5ml ÷ 0.05ml（一滴精油的容量）= 10 滴
由此可知，在此情況下總共要添加 10 滴精油。

紅色情緒 Recipe for Red：1
煩悶感好像馬上就要爆發

恢復平靜心情的配方

如果心情總是很緊繃，就很容易為了小事情而感到不耐煩，還會採取尖銳的態度對人對事，遇到這種情形時，先來個深呼吸，接下來再試試看能夠舒緩神經緊張、恢復平靜心情的精油配方。

Recipe 1
利用木質香氣放鬆心情

精油澡

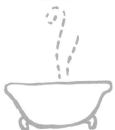

【配方】
· 檀香精油 2 滴
· 雪松精油 2 滴
· 絲柏精油 2 滴

檀香精油可以為心靈帶來深度平靜，雪松精油能夠賦予心靈強韌度，而絲柏精油則是能夠幫助我們客觀地評估自己的情感，此配方可為慌亂的心情帶來寧靜，幫助我們隔著一段距離觀察事物。

另外還推薦各位使用這些精油
· 羅馬洋甘菊　　效果：鎮靜興奮的情緒、舒緩緊張的心情
· 薰衣草　　　　效果：鎮靜療癒歇斯底里的情感
· 苦橙葉　　　　效果：鎮靜心中的憤怒和不滿、恢復平靜的心情

Recipe 2

賦予開朗的心情

薰香

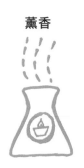

【配方】
· 雪松精油 2 滴
· 月桃精油 2 滴
· 橘子精油 2 滴

此配方搭配了雪松精油、月桃精油，橘子精油，這三者可以賦予我們內心強韌度，為我們帶來堅強的內心和從容的態度，讓我們不受外在事物影響，並且賦予我們自信和喜悅。只要深深地吸入此配方的香氣，應該就能讓我們放開煩躁的心情，同時將負面的情緒轉變為正向的態度。

Recipe 3

淨化鬱結的心靈

芳香噴霧

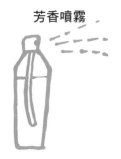

【配方】 ＊製作 50ml 芳香噴霧隨身攜帶
· 岩蘭草精油 2 滴
· 薄荷精油 3 滴
· 甜橙精油 5 滴
· 無水乙醇 5ml
· 純水 45ml
請按照 P.216 的順序將上述材料攪拌均勻。

薄荷精油的清爽氣味和甜橙精油的爽朗香氣可以迅速地淨化心中的憤怒和不滿情緒。散發出些微香氣的岩蘭草精油則是為此配方添加了舒緩緊繃、穩定心情的效果。

紅色情緒 Recipe for Red：2
內心感覺不踏實

穩定心情、消除心中不踏實感的配方

因為心情散漫導致情緒變得很浮躁時，或是未經思考就付諸行動，到最後卻覺得自己只是在白白浪費能量的時候，請把重心從腹部往下轉移到身體底部。遇到這種情況時，最適合能夠幫助我們往大地穩穩扎根、恢復無可動搖意志力的配方。

Recipe 1
將重心往下轉移的配方

【配方】
· 廣藿香精油 1 滴
· 岩蘭草精油 2 滴
· 檸檬草精油 2 滴

薰香

廣藿香精油和岩蘭草精油會讓人聯想到大地的香氣，而檸檬草精油則是能讓人提升活力，此配方能夠幫助我們採取貼近現實的思考方式和行動。

Recipe 2
恢復心靈平靜的香氣

【配方】
· 歐白芷精油 1 滴
· 沒藥精油 1 滴
· 甜橙精油 3 滴

精油澡

此配方的香氣能夠緩緩地凝聚在身體的中心處、將外放的意識引導到心靈內側，幫助我們將思考和行動連結起來。

另外還推薦各位使用這些精油
· 乳香　效果：為心靈帶來寧靜和洞察力
· 橙花　效果：連結靈性的意識和現實
· 檀香　效果：為心靈帶來深度平靜

紅色情緒 Recipe for Red：3
過度燃燒能量失去精力

恢復能量的配方

因為過於專注努力在某件事情上，等到回過神來才發現自己已經用盡能量而且變得疲憊無力，此時並不需要勉強自己繼續奮鬥，而是利用充電配方來養精蓄銳吧。

Recipe 1
補充能量

【配方】
· 荳蔻精油 2 滴
· 肉桂葉精油 1 滴
· 橘子精油 3 滴

精油澡

此配方能夠為心靈帶來興奮感和活著的喜悅，荳蔻精油和肉桂葉精油的搭配可以賦予空虛的心靈生存的活力。

Recipe 2
從內而外恢復活力

【配方】
· 丁香精油 1 滴
· 天竺葵精油 2 滴
· 佛手柑精油 2 滴

薰香

丁香精油可以將空虛的心情恢復成充滿能量的開朗狀態，再加上天竺葵精油能夠幫助心靈提升感受性，內心也恢復成閃閃發光的感覺。

另外還推薦各位使用這些精油
· 百里香　　效果：提升幹勁和專注力
· 松樹　　　效果：賦予內心堅強的意志和自信
· 岩蘭草　　效果：穩定心情、循序漸進地恢復內心活力

紅色情緒 Recipe for Red：4
憤怒鬱積於心中

解放壓抑情感的配方

當內心深處不斷悶著情緒，從些微的煩悶感，轉變成無法根除的憤怒和怨恨時，要是就這樣維持原狀把情感隱藏在心中，總有一天內心的情感會爆發出來。就讓解放內心憤怒、淨化心靈的配方來幫助我們吧。

Recipe 1
將心靈淨化成純淨的狀態

【配方】＊製作 20ml 按摩油的配方

· 檀香精油 1 滴
· 苦橙葉精油 2 滴
· 白桃木精油 1 滴
· 基底油 20ml

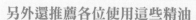

按摩

將上述原料攪拌均勻，參考 P.217 ～ 219 內容使用按摩油。

白桃木精油可以解放壓抑在心中的情感並且恢復純淨的心靈，而檀香精油和苦橙葉精油則是可以促進深層的放鬆。請搭配深呼吸來利用此按摩油按摩上胸頸部。

Recipe 2
一掃負面情緒

【配方】＊製作 50ml 芳香噴霧隨身攜帶

· 百里香精油 2 滴
· 松樹精油 3 滴
· 佛手柑精油 5 滴
· 無水乙醇 5ml
· 純水 45ml

芳香噴霧

請按照 P.216 的順序將上述材料攪拌均勻。

百里香精油和松樹精油可以將悶在心裡的不滿情感一掃而空，再搭配佛手柑精油，就能更進一步地幫助我們敞開心胸。

另外還推薦各位使用這些精油

· 乳香　　效果：淨化心靈、舒緩內心的情感
· 永久花　效果：一掃內心積鬱的情感和停滯不前的感覺
· 絲柏　　效果：鎮靜憤怒並且淨化精神

想要提升性感度

展現出女性獨特魅力的配方

在想要讓自己跟平常不一樣、展現出自己性感又充滿魅力一面的時候，或是想要再度感受自己身為女性的喜悅時，最適合使用充滿東方情調甜蜜香氣的配方。

Recipe 1
沉醉在東方的神祕香氣中

【配方】
- 廣藿香精油 1 滴
- 檀香精油 1 滴
- 依蘭精油 2 滴

薰香

此配方呈現的香氣既甜蜜又充滿異國風情，會讓人聯想到在南國度假村吹撫的晚風，說不定還能夠幫助我們轉換心情，讓我們想要做一些平常不會做的事情。

Recipe 2
同媚藥般充滿誘惑的香氣

【配方】　＊製作 5ml 香水的配方
- 丁香精油 2 滴
- 佛手柑精油 4 滴
- 檀香精油 2 滴
- 茉莉精油 2 滴
- 無水乙醇 5ml

香水

請按照 P.215 的順序將上述材料攪拌均勻。

此香水是以東方調的濃郁花香味為主要香氣，能夠把潛藏在你身體中的感官魅力更進一步地突顯出來。

另外還推薦各位使用這些精油
- 快樂鼠尾草　　效果：解放感官敏銳度、帶來幸福感
- 烏樟　　　　　效果：甜蜜溫醇的馥郁香氣
- 奧圖玫瑰　　　效果：提升甜蜜性感的感覺

粉紅情緒 Recipe for Pink：1
想要學會愛自己

能夠接受真實自己的配方

都沒有人理解我、都沒有人認同我……如果這種寂寞的心情一直累積在心裡面的話，只會越來沒有自信。請先把心中的愛給自己吧。認同真實的自己是值得被愛的是很重要的事，建議利用撫慰心靈的溫柔香氣來療癒自己吧。

Recipe 1
療癒並且溫暖內心

【配方】
· 玫瑰草精油 2 滴
· 馬鬱蘭精油 2 滴
· 薰衣草精油 2 滴

精油澡

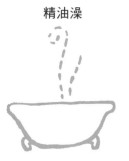

此配方使用了馬鬱蘭精油和薰衣草精油的組合，這兩種精油可以療癒並且撫慰心靈，再搭配可以使心情開朗、振奮精神的玫瑰草精油，會促使我們對自己寬容一點。

> **另外還推薦各位使用這些精油**
> · 永久花　　　效果：能夠給予心靈輕鬆感和滿足感
> · 齒葉睡蓮　　效果：促使人們原諒自己、接受自己

Recipe 2
甜蜜溫柔地撫慰心靈

按摩

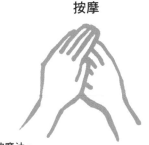

【配方】＊製作 20ml 按摩油的配方
- 奧圖玫瑰精油 2 滴
- 安息香精油 1 滴
- 橙花精油 1 滴
- 基底油 20ml

請將上述原料攪拌均勻，再參考 P.217 ～ 219 內容使用按摩油。

奧圖玫瑰精油的溫柔香氣和橙花精油的純粹氣味，再加上安息香精油的溫暖感受，融合出圓潤濃郁的香氣，請利用此按摩油按摩上胸頸部，相信各位一定能夠實際體驗到愛上真實的自己、呵護自己心靈的感受。

Recipe 3
內心被無條件的愛填滿

薰香

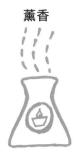

【配方】
- 天竺葵精油 2 滴
- 玫瑰草精油 2 滴
- 羅馬洋甘菊精油 1 滴

此配方的氣味為花香調的香氣，會讓人回想起天真的童年時代，同時也令人覺得懷念。天竺葵精油可以恢復情感的和諧，而羅馬洋甘菊精油則是能夠讓我們對目前的自己感到心滿意足。

粉紅情緒 Recipe for Pink：2
想要吸引新戀情

喚醒戀愛心情的配方

因為工作忙碌導致心情很緊繃，而且還變得跟浪漫的氣氛和感動的心情無緣時，說不定讓我們可以藉此機會把自己改善成更容易怦然心動的體質，也是能夠吸引愛情配方的最佳使用時機。

Recipe 1
提升戀愛心情

【配方】＊製作 20ml 按摩油的配方
- 天竺葵精油 2 滴
- 依蘭精油 1 滴
- 玫瑰草精油 1 滴
- 基底油 20ml

請將上述原料攪拌均勻，再參考 P.217 ～ 219 內容使用按摩油。

此配方添加了能夠關閉理性思考、開啟靈性直覺的天竺葵油和依蘭精油，而且還加入了能夠振奮心情的玫瑰草精油，請利用此按摩油輕柔地按摩上胸頸部。

Recipe 2
勾起戀愛心情的香氣

【配方】＊製作 5ml 香水的配方
- 奧圖玫瑰精油 3 滴
- 廣藿香精油 1 滴
- 天竺葵精油 2 滴
- 佛手柑精油 4 滴
- 無水乙醇 5ml

請按照 P.215 的順序將上述材料攪拌均勻。

奧圖玫瑰精油和廣藿香精油的香氣效果可以抵達子宮內側，而天竺葵精油則是能夠提升女人味，這個配方的香氣能喚醒沉睡在內心的感性。

另外還推薦各位使用這些精油
- 茉莉　　效果：賦予人們自信、提升肉體的欲求
- 橘子　　效果：賦予內心自信和喜悅
- 丁香　　效果：賦予人們勇氣和積極的態度

不想再配合別人

學習重視自己情感的配方

老是把對方的感受擺在自己的需求之前，不斷地配合別人，或是快要被別人的意見吞沒時，請找出自己真正的心情，並且重視自己的感受。在這種情況下，最適合使用能夠鞏固無可動搖的內心並且帶來獨立自主意志的配方。

Recipe 1
凝聚決心的香氣

【配方】
· 天竺葵精油 2 滴
· 雪松精油 2 滴
· 乳香精油 2 滴

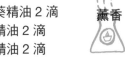
薰香

雪松精油可以在心中建造出無可動搖的軸心，而天竺葵精油則是能恢復情感和諧，請利用這個配方建立起精神圍籬，隔開心靈和無謂困擾的距離。

Recipe 2
煥然一新的感受

【配方】＊製作 50ml 芳香噴霧隨身攜帶
· 玫瑰草精油 4 滴
· 迷迭香精油 3 滴
· 檸檬精油 3 滴
· 無水乙醇 5ml
· 純水 45ml

芳香噴霧

請按照 P.216 的順序將上述材料攪拌均勻。

此配方搭配了能夠改善依賴心理的玫瑰草精油，以及能夠堅強意志的迷迭香精油和檸檬精油，因此可以幫助我們將自己的思考和情感化為明確的概念。

另外還推薦各位使用這些精油
· 松樹　　　效果：明確劃分出自己和他人之間的界線
· 歐白芷　　效果：培育獨立自主的意志和自我尊重
· 絲柏　　　效果：促使人們客觀地評估內心情感

粉紅情緒 Recipe for Pink：4
想從失戀的打擊中重新振作

淨化痛苦的經驗、幫助我們重新出發的配方

失戀時不需要想太多，只要盡情地哭泣並且讓疲憊的翅膀好好休息就好了。你不需要責備自己，請相信自己值得被人所愛。以下的配方可以療癒心靈、幫助我們再度開始新戀情。

Recipe 1
幫助我們重新出發的香氣

【配方】＊製作 20ml 按摩油的配方
· 奧圖玫瑰精油 1 滴
· 乳香精油 2 滴
· 茉莉精油 1 滴
· 基底油 20ml

請將上述原料攪拌均勻，再參考 P.217 ～ 219 內容使用按摩油。

奧圖玫瑰精油和茉莉精油可以從內心深處溫暖我們的心靈並且喚醒我們的愛與自信，而乳香精油可以幫助我們淨化所有的情感讓我們重新回到原點。此配方能夠讓想要戀愛的心情再度重生。

Recipe 2
為疲憊的心靈補充能量

【配方】
· 齒葉睡蓮精油 2 滴
· 歐白芷精油 1 滴
· 佛手柑精油 2 滴

齒葉睡蓮精油能夠療癒因戀愛而消耗的心力和情感，而歐白芷精油則是能幫助我們靠自己的力量站起來。此配方能讓我們疲憊的身心好好休息。

另外還推薦各位使用這些精油
· 香蜂草　　效果：淨化心中的不信任感，讓我們能夠踏出新的腳步
· 絲柏　　　效果：淨化內心的失落感並且促使我們的心靈重生
· 含羞草　　效果：舒緩驚嚇的後遺症並且賦予心靈希望

粉紅情緒 Recipe for Pink：5
想要沉浸在幸福感裡

讓幸福氣場變得更加強大的配方

如果在某一天遇到了令人高興的事情、覺得溫馨的事情以及快樂的事情，就會讓人想要一直沉浸在粉紅色的快樂心情當中呢。如果想要將心情轉化成小小的「幸福過渡狀態」，最適合使用這個配方。

Recipe 1
營造夢境般的甜蜜

【配方】

- 奧圖玫瑰精油 2 滴
- 安息香精油 2 滴
- 快樂鼠尾草精油 1 滴

精油澡

有如甜點般的甜蜜香氣。奢華的奧圖玫瑰精油氣味會讓人聯想到香草的安息香精油，以及提升興奮感的快樂鼠尾草精油，三者組合而成的香氣讓人覺得好像處在夢境裡。

Recipe 2
在陽光底下偷閒

【配方】

- 茉莉精油 1 滴
- 羅馬洋甘菊精油 2 滴
- 含羞草 精油 2 滴

薰香

羅馬洋甘菊精油和含羞草精油能夠賦予內心平靜，感覺就好像是在溫暖的陽光底下度過悠閒的時光，而茉莉精油能夠提升心中的幸福感，這三者混合出的香氣正是至高無上的幸福香氣。

另外還推薦各位使用這些精油

- 葡萄柚　　效果：賦予心靈幸福感
- 依蘭　　　效果：為內心帶來喜悅和至高無上的幸福感
- 烏樟　　　效果：甜蜜溫柔又奢華的香氣

橘色情緒 Recipe for Orange：1
失去了挑戰精神

再次找回幹勁的配方

缺乏朝向目標邁進的精力時，或是覺得自己就算去挑戰難關也一定會失敗的時候，之所以會遇到這種情形，說不定是因為我們失去了打從心底相信自己的力量。以下的配方能夠賦予我們幹勁和永不放棄的堅韌意志，來吧，借用這些配方的力量幫助我們前進吧。

精油澡

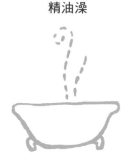

Recipe 1
提升動機的香氣

【配方】
· 檸檬草精油 3 滴
· 薑精油 2 滴
· 丁香精油 1 滴

此配方中的檸檬草精油可以補充能量、薑精油可以激發挑戰精神，而丁香精油可以提升行動力，所以應該能為心靈加油打氣、恢復心中的幹勁和熱情。

另外還推薦各位使用這些精油	
· 甜橙	效果：賦予內心明朗正向的思考模式
· 茴香	效果：在處於逆境時賦予心靈力量和勇氣
· 肉桂葉	效果：喚起心中的精力和活力

Recipe 2
利用辛辣的刺激來提升幹勁

精油澡

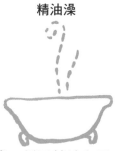

【配方】
· 荳蔻精油 2 滴
· 橘子精油 3 滴
· 天竺葵精油 1 滴

荳蔻精油可以幫助我們察覺自己內心深處的欲求，橘子精油和天竺葵精油則能夠振奮心情，這三種精油組成的配方能夠幫助我們勇於挑戰新事物，同時又能夠享受整個過程。

Recipe 3
提升朝向目標邁進的動機

芳香噴霧

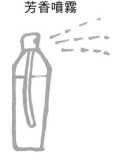

【配方】＊製作 50ml 芳香噴霧隨身攜帶
· 百里香精油 3 滴
· 薄荷精油 3 滴
· 葡萄柚精油 4 滴
· 無水乙醇 5ml
· 純水 45ml
請按照 P.216 的順序將上述材料攪拌均勻。

百里香精油能夠提升幹勁，而薄荷精油則是能夠激發目標導向的思考，因為找不到下一個目標而感到迷惘時最適合使用這兩種精油。不僅如此，想要淨化混濁的空氣時，此芳香噴霧也能派得上用場。

橘色情緒 Recipe for Orange：2
總是忍不住想依賴別人

靠自己的力量解決問題的配方

每次有麻煩的事情發生時，總會忽略自己內心的聲音，轉而向周圍的人尋求答案，最後就演變成想要依賴別人的心態。下次遇到這種情況時，請再多信任自己一點吧。以下配方讓我們打從心裡深處變得正向積極，帶給我們滿滿的勇氣。

Recipe 1
從心靈內側補給充實感

【配方】
· 檀香精油 1 滴
· 甜橙精油 3 滴
· 松樹精油 2 滴

精油澡

檀香精油可以解除依賴心理，甜橙精油可以觸發正向思考，而松樹精油可以強化心理韌性，這三種精油調配出的配方可以幫助我們充實自己的內心層面。

Recipe 2
為疲憊的心靈補充能量

【配方】＊製作 50ml 芳香噴霧隨身攜帶
· 橘子精油 4 滴
· 天竺葵精油 3 滴
· 歐白芷精油 3 滴
· 無水乙醇 5ml
· 純水 45ml

芳香噴霧

請按照 P.216 的順序將上述材料攪拌均勻。

歐白芷精油給人俐落堅強的印象，橘子精油和天竺葵精油則是可以賦予內心樂觀和彈性思考，這三種精油的組合應該可以把人生變得既有趣又充滿創造力吧。

另外還推薦各位使用這些精油
· 玫瑰草　　效果：幫助人們克服內心的寂寞和依賴心理
· 杜松　　　效果：緩和內心的不安和緊張、堅定意志
· 雪松　　　效果：為心靈帶來沉靜感及安心感

想要放開過去的衝擊或創傷

幫助心靈從不必要的困擾中解脫的配方

要是內心一直被過去經歷的痛苦事件束縛的話，不論過了多久都會讓人無法接受嶄新的未來。以下的配方可以讓自己跟過去訣別、不再有所牽扯，並且幫助自己重生、正面積極地迎向明天。

Recipe 1
邁向未來旅程的香氣

【配方】
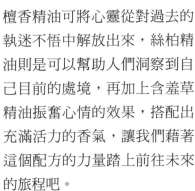
- 檀香精油 1 滴
- 絲柏精油 2 滴
- 含羞草精油 2 滴

薰香

檀香精油可將心靈從對過去的執迷不悟中解放出來，絲柏精油則是可以幫助人們洞察到自己目前的處境，再加上含羞草精油振奮心情的效果，搭配出充滿活力的香氣，讓我們藉著這個配方的力量踏上前往未來的旅程吧。

Recipe 2
療癒和重新開始的香氣

【配方】 ＊製作 20ml 按摩油的配方
- 杜松精油 2 滴
- 橙花精油 1 滴
- 薰衣草精油 1 滴
- 基底油 20ml

按摩

請將上述原料攪拌均勻，再參考 P.217～219 內容使用按摩油。

杜松精油可以淨化負面思考，再加上薰衣草精油和橙花精油的深層療癒效果，這三種精油調配出的配方可以讓我們放下肩膀上的重擔並且放鬆心情。

另外還推薦各位使用這些精油
- 乳香　　　　效果：淨化心靈、重新建立內心情感
- 羅馬洋甘菊　效果：為內心帶來開朗寧靜的感覺
- 永久花　　　效果：將鬱積的情感和停滯不前的思緒一掃而空

橘色情緒 Recipe for Orange：4
無法專注在單一事情上

提升毅力、幫助自己不輕言放棄的配方

自己才剛開始做一件事情就立刻想要放棄，或是很快就覺得做同一件事情很膩，導致自己的興趣不斷變來變去。遇到這種情況時，適合使用的精油配方是能夠賦予內心平靜，讓人能靜下心來好好完成事情，又能夠為心靈帶來活力的配方。

Recipe 1
讓人消除疲勞

【配方】 ＊製作 50ml 芳香噴霧隨身攜帶

· 檸檬草精油 3 滴
· 薄荷精油 4 滴
· 迷迭香精油 3 滴　　　芳香噴霧
· 無水乙醇 5ml
· 純水 45ml

請按照 P.216 的順序將上述材料攪拌均勻。

檸檬草精油能夠帶來活力，薄荷精油和迷迭香精油能夠冷靜頭腦，幫助人們釐清思緒，這三種精油能夠使人維持注意力。

Recipe 2
療癒和重新開始的香氣

【配方】

· 肉桂葉精油 2 滴
· 丁香精油 1 滴　　　薰香
· 甜橙精油 2 滴

肉桂葉精油和丁香精油的相乘效果可以提升我們的動力和活力，因此可以幫助我們保持不輕言放棄的幹勁。

另外還推薦各位使用這些精油
· 百里香　　效果：提升專注力和記憶力
· 薑　　　　效果：振奮內心並且緩和精神疲勞
· 羅勒　　　效果：提升專注力並且強化神經韌性

橘色情緒 Recipe for Orange：5
想要炒熱派對的氣氛

想要塑造熱鬧開心的氣氛時

舉辦有趣的活動或是開心的派對時，總是會讓人想更進一步炒熱興奮高昂的氣氛呢。藉著比平常還要奢華、有個性的香氣配方來幫助自己享受這段特別的時光吧。

Recipe 1
變成派對中的焦點

【配方】＊製作 5ml 香水的配方
· 依蘭精油 2 滴
· 佛手柑精油 4 滴
· 薄荷精油 4 滴
· 無水乙醇 5ml

香水

請按照 P.215 的順序將上述材料攪拌均勻。

依蘭精油的特徵是帶有充滿女人味的甜蜜和奢華氣味，再搭配上佛手柑精油和薄荷精油的清爽熟悉氣味，這三種精油塑造出來的香氣彷彿能讓人變成派對上的主角。

Recipe 2
炒熱派對的開場

【配方】
· 橘子精油 3 滴
· 羅勒精油 2 滴
· 快樂鼠尾草精油 1 滴

芳香澡

橘子和羅勒就算當成食物來食用也很美味，再加上快樂鼠尾草有如氣泡白酒般的香氣，就是在預告派對的開場。

另外還推薦各位使用這些精油
· 茉莉　　　效果：賦予內心自信並且提升肉體的欲求
· 玫瑰草　　效果：迷人又充滿女人味的香氣
· 檸檬草　　效果：提升異國風情的香氣

黃色情緒 Recipe for Yellow：1
想要舒緩不安和緊張

讓心情放鬆的配方

不安和擔憂不斷地在心中盤旋時，身體和心靈都會在不知不覺中變得緊張又緊繃。這種時候最適合使用能夠讓神經放鬆、為心靈帶來有如陽光般溫暖感受的配方。

Recipe 1
為心情帶來放鬆感和開朗感

芳香噴霧

【配方】＊製作 50ml 芳香噴霧隨身攜帶
· 永久花精油 2 滴
· 佛手柑精油 4 滴
· 花梨木精油 3 滴
· 無水乙醇 5ml
· 純水　　45ml
請按照 P.216 的順序將上述材料攪拌均勻。

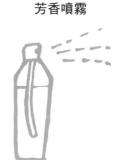

永久花精油可以舒緩緊張並且一掃內心的不安，佛手柑精油和花梨木精油則是可以為心靈帶來放鬆感和開朗感，請各位使用這三種精油調配出來的配方，實際感受原本緊繃不已的心情漸漸舒緩並且變得輕鬆的感覺。

> **另外還推薦各位使用這些精油**
> · 香蜂草　　效果：緩和內心的不安感並且平靜心情
> · 薰衣草　　效果：舒緩神經緊張、鎮靜內心的情感
> · 乳香　　　效果：淨化心靈、重振情感

Recipe 2

帶給內心安心感

【配方】 ＊製作 20ml 按摩油的配方
· 羅馬洋甘菊精油 1 滴
· 橙花精油 1 滴
· 苦橙葉精油 2 滴
· 基底油 20ml
請將上述原料攪拌均勻，再參考 P.217 ～ 219 內容使用按摩油。

溫柔的香氣會讓人想起小時候被媽媽抱在懷裡的安心感。請在睡前利用這個按摩油按照胸部、肩膀到頸部周圍的順序仔細按摩自己的身體。

Recipe 3

放開嚴肅的內心轉而享受興奮高昂的感覺

【配方】
· 香茅精油 2 滴
· 甜橙精油 2 滴
· 快樂鼠尾草精油 1 滴

薰香

爽朗的柑橘系香氣組合可以讓人變得有活力，不僅如此，此配方還搭配了快樂鼠尾草精油，因此可以讓人敞開心胸並且讓感官變得更敏銳。這些精油組合而成的香氣可以放鬆因緊張而變得僵硬的心靈，還能帶來輕鬆愉悅的感覺。

黃色情緒 Recipe for Yellow：2
感覺心浮氣躁

恢復內心溫柔和安心感的配方

當事情沒有照著自己的想法進行時，或是看到周圍的人完成夢想或達成目標的樣子，就有可能會覺得只有自己被拋在後頭，同時還會對自己感到焦慮。遇到這種情形時，請搭配能夠讓心情變得閒適的配方，將意識固定在身體的中心、把心力專注在現在這個當下。

Recipe 1
舒緩緊張讓內心變得清爽

【配方】
· 杜松精油 2 滴
· 柚子精油 2 滴
· 日本扁柏精油 2 滴

薰香

柚子精油和日本扁柏精油的搭配讓人有清淨舒爽的感覺，彷彿就像是在享受森林浴一樣，而杜松精油則是可以再為此配方帶來淨化負面心靈雜念的效果。

Recipe 2
為心靈帶來閒適感的香氣

【配方】＊製作 50ml 芳香噴霧隨身攜帶
· 香蜂草 精油 2 滴
· 岩蘭草精油 2 滴
· 香茅精油 3 滴
· 檸檬精油 3 滴
· 無水乙醇 5ml　· 純水 45ml
請按照 P.216 的順序將上述材料攪拌均勻。

芳香噴霧

香蜂草精油和香茅精油可以舒緩焦躁感並且幫助人們恢復正向思考，再搭配岩蘭草精油恢復心靈平靜的效果，就能夠幫助我們確確實實地循序漸進。

另外還推薦各位使用這些精油
· 廣藿香　　　　效果：讓人腳踏實地
· 羅馬洋甘菊　　效果：鎮靜不滿和焦躁的心情
· 橙花　　　　　效果：淨化自我否定的心情

陷入混亂

鎮靜神經的配方

因為處在壓力狀態或是不擅應付的情況之下，而引起接近恐慌症發作的症狀時，或是因為意料之外的緊急事件導致腦袋一片空白時，請利用能夠立即恢復心靈平靜的精油配方，幫助自己找回平常心。

Recipe 1
引導自己做深呼吸

【配方】
· 柚子精油 5 滴
· 乳香精油 3 滴
· 檀香精油 2 滴

芳香噴霧

· 無水乙醇 5ml　　· 純水 45ml

請按照 P.216 的順序將上述材料攪拌均勻。

乳香和檀香精油可以作用在肺部和呼吸系統上，幫助人們緩慢地呼吸，再搭配柚子精油的清爽氣味，可以讓人深深地吸口氣。此芳香噴霧可放進包包裡隨身攜帶，方便隨時使用。

Recipe 2
利用刺激香氣使腦袋清醒

【配方】
· 檸檬精油 1 滴
· 薄荷精油 2 滴
· 百里香精油 1 滴

薰香

此配方調配了檸檬精油、薄荷精油和百里香精油，可以刺激強化腦部神經。將這些精油滴在棉花球上後貼近鼻子就會有立即的效果。

另外還推薦各位使用這些精油
· 依蘭　　　效果：放鬆神經、鎮靜興奮的精神狀態
· 薑　　　　效果：興奮神經
· 香蜂草　　效果：鎮靜恐慌和歇斯底里的狀態

黃色情緒 Recipe for Yellow：4
總是抱怨不公平和不滿

幫助人們正面積極看待事情的配方

總是妄想自己無法得到的事物和成就，或是因事情無法照著自己的想法走而感到焦躁時，請把注意力轉移到自己現在所擁有的東西上吧。下列配方能夠淨化心中的不滿，幫助你將煩燥一掃而空。

Recipe 1
煩躁不安的心情一掃而空

【配方】
· 香茅精油 2 滴
· 羅馬洋甘菊精油 2 滴
· 薄荷精油 2 滴

薰香

香茅精油和羅馬洋甘菊精油分別可以為心靈帶來正向思考以及讓情感恢復平靜，再加上薄荷精油能給人清爽感的氣味，搭配出強效的配方，請利用此配方的力量切斷煩躁焦慮的來源吧。

Recipe 2
為心靈帶來閒適感的香氣

【配方】
· 白桃木精油 2 滴
· 葡萄柚精油 2 滴
· 乳香精油 2 滴

精油澡

此配方的香氣就像風吹撫臉頰般清爽怡人。乳香精油會淨化負面想法，而白桃木精油可以幫助心靈恢復純淨。

> **另外還推薦各位使用這些精油**
> · 佛手柑　　效果：鎮靜憤怒、敞開心靈
> · 苦橙葉　　效果：鎮靜內心的憤怒和不滿、賦予心靈平靜
> · 荳蔻　　　效果：為心靈帶來滿足感、充實感

黃色情緒 Recipe for Yellow：5

想要塑造出輕快開朗的心情

讓人能夠清爽有活力的配方

如果想要讓自己散發出爽朗明亮的光輝，帶給人有如在戶外度過的假日以及開心出遊時的陽光感的話，請利用清爽的香氣讓自己煥然一新。能夠給人純粹輕盈感的配方最適合在這種時候使用。

Recipe 1
用放假的心情度過一整天

【配方】
· 含羞草精油 2 滴
· 花梨木精油 2 滴
· 杜松精油 2 滴

薰香

含羞草精油和花梨木精油可以為心靈帶來輕鬆感和輕盈感，再搭配杜松精油的清爽香氣，說不定可以讓每天都過得像是星期天一樣。

Recipe 2
兩性都適合使用的香氣

【配方】＊製作 5ml 香水隨身攜帶
· 柚子精油 3 滴
· 橙花精油 2 滴
· 薄荷精油 2 滴
· 甜橙精油 3 滴
· 無水乙醇 5ml
請按照 P.215 的順序將上述材料攪拌均勻。

香水

清新的柑橘類香氣再加上橙花精油的溫柔香氣、薄荷精油的清爽氣味組合成男女皆可用、讓人一大早就想要噴灑在身上的香氣。

另外還推薦各位使用這些精油
· 天竺葵　　　效果：振奮心情
· 快樂鼠尾草　效果：解放感官束縛、為心靈帶來幸福感
· 葡萄柚　　　效果：為心靈帶來幸福感

綠色情緒 Recipe for Green：1
無法保持自己的步調

確保心靈有休息時間的配方

如果因為自己總是很忙碌，再加上老是有人待在自己的身旁，最後導致自己處在無法保有讓自己覺得放鬆的時間和空間，也無法保持心靈閒適的狀況下，是一件很令人難受的事情。這種時候最好能夠有一點時間，讓自己能夠和大自然接觸並且隨心所欲的深呼吸，如果沒辦法做到這件事情的話，請一定要試試看以下的配方！

Recipe 1
把心情切換成悠閒模式

薰香

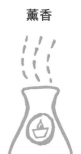

【配方】
· 佛手柑精油 3 滴
· 羅勒精油 2 滴
· 岩蘭草精油 1 滴

佛手柑精油和羅勒精油可以把心情轉化成開放的狀態，而岩蘭草精油則是能夠幫助我們恢復心靈平靜，這三種精油搭配出來的香氣應該可以營造出悠閒的氣氛、幫助我們切換心情。

另外還推薦各位使用這些精油
· 尤加利　　　　效果：幫助心靈從緊張感和精神壓力中解放
· 日本扁柏　　　效果：賦予心靈深層的平靜和寧靜
· 快樂鼠尾草　　效果：解放感官束縛、為心靈帶來幸福感

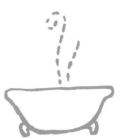

精油澡

Recipe 2

沉浸在舒適的時間裡

【配方】
- 絲柏精油 2 滴
- 天竺葵精油 2 滴
- 烏樟精油 2 滴

此配方的香氣給人的印象就如同悠閒漫步在充滿樹木花朵的自然中。請花點時間悠哉地享受泡澡時光，為忙碌的一整天畫下句點。

Recipe 3

為心靈帶來平靜的香氣

芳香噴霧

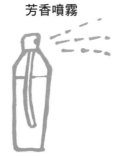

【配方】＊製作 50ml 芳香噴霧隨身攜帶
- 松樹精油 3 滴
- 苦橙葉精油 4 滴
- 乳香精油 3 滴
- 無水乙醇 5ml
- 純水 45ml
請按照 P.216 的順序將上述材料攪拌均勻。

松樹精油和乳香精油可以淨化負面的雜念和來自周圍的影響，而苦橙葉精油則是能夠賦予我們內心深層的平靜，請利用這三種精油組合成的配方恢復心靈的寂靜。

綠色情緒 Recipe for Green：2
覺得很羨慕別人

讓自己更有自信的配方

因為拿自己跟別人比較而感到低落時，或者是處在總是沒有自信心的狀況下時，需要扎實地穩固住自己的中心軸。以下的配方能夠帶給人開朗的心情和無可動搖的自信，應該能幫助我們穩住自己的內心。

Recipe 1
從心理深處賦予自信

【配方】
· 佛手柑精油 2 滴
· 橙花精油 2 滴
· 雪松精油 2 滴

精油澡

佛手柑精油和雪松精油可以恢復情感的平衡，而橙花精油則是可以淨化自我否定的感覺，這三種精油調配出的配方能夠為內心帶來幸福感和平靜。

Recipe 2
為心靈帶來閒適感的香氣

【配方】
· 月桃精油 2 滴
· 迷迭香精油 3 滴
· 百里香精油 1 滴

薰香

月桃精油能夠賦予心靈寬恕的精神，而迷迭香精油能夠提升目的導向的想法，百里香精油則是能堅韌意志力，這樣的組合可以為心靈帶來堅韌的強度和開闊感。

另外還推薦各位使用這些精油
· 茉莉　　　效果：為內心帶來自信和喜悅的情感
· 奧圖玫瑰　效果：提升自我愛戀和自尊心
· 薑　　　　效果：賦予人們勇氣和自信

綠色情緒 Recipe for Green：3
好像很容易變得優柔寡斷

幫助人們用自我意志下決定的配方

覺得自己老是被別人的意見包圍，導致自己難以下決定並且陷入迷霧之中時，最重要的事情就是要勇於面對自己真正的心意。以下的配方可以堅定自己的決心並且在背後推動我們、幫助我們付諸行動，請利用這些配方強化自己的心靈吧。

Recipe 1
讓人徹底下定決心的香氣

【配方】＊製作 50ml 芳香噴霧隨身攜帶
・迷迭香精油 4 滴
・絲柏精油 3 滴
・甜橙精油 3 滴
・無水乙醇 5ml
・純水 45ml
請按照 P.216 的順序將上述……………。

迷迭香精油可以提升判斷力，而絲柏精油則是可以幫助我們客觀地評斷事物，這兩種精油的組合可以幫助我們果斷地下決定。

Recipe 2
賦予內心向前邁進的勇氣

薰香

【配方】
・香蜂草精油 1 滴
・茶樹精油 2 滴
・柚子精油 3 滴

香蜂草精油可以讓人踏出正面的腳步，再加上茶樹精油可以帶給人冷靜的思緒，這樣的組合好像能夠幫助人冷靜地為之前一直無法下定論的事情找出答案。

另外還推薦各位使用這些精油
・快樂鼠尾草　　效果：為頭腦帶來清晰的思緒和判斷力
・百里香　　　　效果：賦予人們行動力和積極的態度
・杜松　　　　　效果：淨化負面影響

不知道自己真正的心意

發現自己真正心意的配方

有時候自己會在無意識中接受了其他人的價值觀，但事後突然發現這件事情可能和自己的期待不一樣，當你遇到這種情況的時候，請不要感到害怕，而是要仔細地檢視自己真正的心意。以下將介紹能夠敞開心胸的配方。

Recipe 1
培養開放的心胸

【配方】＊製作 20ml 按摩油的配方
・佛手柑精油 2 滴
・快樂鼠尾草精油 1 滴
・天竺葵精油 1 滴
・基底油 20ml

按摩

請將上述原料攪拌均勻，再參考 P.217～219 內容使用按摩油。

佛手柑精油可以開啟心輪，而快樂鼠尾草精油和天竺葵精油則是可以開啟感官敏銳度，此配方很適合使用時可從上胸頸部按摩到頸部周圍，同時對自己心靈提出的問題。

Recipe 2
為思考和行動搭起橋樑

【配方】
・茶樹精油 2 滴
・尤加利精油 2 滴
・薑精油 2 滴

薰香

茶樹精油和尤加利精油可以讓人明確地釐清自己的情感，而薑精油能夠幫助人連繫身體和感官，請利用此配方的效果讓自己的思考和行動一致。

另外還推薦各位使用這些精油
・雪松　　效果：讓人對自己的意志抱有確信
・松樹　　效果：賦予心靈強韌的意志和自信
・絲柏　　效果：促使人們客觀地評估情感

綠色情緒 Recipe for Green：5
想要徹底放鬆自己

心靈和身體都能被解放的配方

因為太過忙碌所以少有機會休息，但是又很想要感受到像在森林中悠閒漫步的舒適感時，想不想用有如森林浴般的精油配方恢復元氣的感覺呢？

Recipe 1
被高原上的微風吹撫

【配方】＊製作 50ml 芳香噴霧隨身攜帶
· 苦橙葉精油 4 滴
· 日本扁柏精油 4 滴
· 含羞草精油 2 滴
· 無水乙醇 5ml
· 純水 45ml

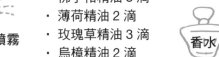

芳香噴霧

請按照 P.216 的順序將上述材料攪拌均勻。

苦橙葉精油和日本扁柏精油可以帶來彷彿人在自然之中的感覺，而含羞草精油則是帶有柔和溫暖的香氣。此配方也很適合做為梅雨季節時房間的芳香噴霧。

Recipe 2
賦予內心向前邁進的勇氣

【配方】＊製作 5ml 香水隨身攜帶
· 佛手柑精油 3 滴
· 薄荷精油 2 滴
· 玫瑰草精油 3 滴
· 烏樟精油 2 滴
· 無水乙醇 5ml

香水

請按照 P.215 的順序將上述材料攪拌均勻。

佛手柑精油和玫瑰草精油可以帶給人迷人輕快的感覺，而烏樟精油可以讓人感受到森林的溫柔懷念感覺，由這些精油調配出的香水，會讓人想帶著它一起去旅行。

另外還推薦各位使用這些精油
· 迷迭香　效果：帶給人刺激又清新的感覺
· 乳香　　效果：為心靈帶來寧靜感和洞察能力
· 絲柏　　效果：淨化精神並且賦予心靈寧靜

藍色情緒 Recipe for Blue ： 1
無法擺脫憂鬱的情緒

能為心靈帶來希望和樂觀想法的配方

當自己很難從失去幹勁和目標的狀態中擺脫時，先切斷腦中的負面思想吧。以下的配方能夠賦予我們忍耐力，讓我們不會輸給自己，還能促使我們正面看待事物，能幫助擺脫憂鬱的情緒。

精油澡

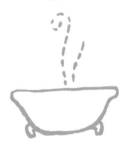

Recipe 1
將負面情緒轉化為正面積極

【配方】
- 甜橙精油 2 滴
- 永久花精油 1 滴
- 羅馬洋甘菊精油 2 滴

甜橙精油和羅馬洋甘菊精油的組合可以為心靈帶來明朗感和穩定感，而永久花精油可以一掃沉悶的心情、舒爽地振奮精神，此配方應該可以為我們吹散憂鬱的情感。

另外還推薦各位使用這些精油
- 尤加利　　效果：解放心靈、開啟突破困境的出口
- 檸檬　　　效果：一掃心中的抑鬱，同時心靈帶來輕盈感
- 岩蘭草　　效果：緩和自我否定的情感

Recipe 2
宣洩情緒重獲開朗的心

芳香噴霧

【配方】 ＊製作 50ml 芳香噴霧隨身攜帶
· 快樂鼠尾草精油 2 滴
· 佛手柑精油 5 滴
· 薄荷精油 3 滴
· 無水乙醇 5ml
· 純水 45ml
請按照 P.216 的順序將上述材料攪拌均勻。

快樂鼠尾草精油可以解放內心情感並且讓心情變得開朗，佛手柑精油則是可以開放心胸，而薄荷精油可以讓腦中的煩悶感一掃而空，請利用這三種精油調配出的香氣感受輕盈的解放感。

薰香

Recipe 3
恢復幹勁和自信

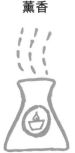

【配方】
· 白桃木精油 2 滴
· 薑精油 1 滴
· 甜橙精油 2 滴

白桃木精油可以一掃因難過或過去創傷所引起的失落感，而薑精油可以消除精神疲勞，請利用這兩種精油取回心中原本該有的自信和力量。

藍色情緒 Recipe for Blue：2

缺乏自信想要放棄

提升積極度和行動力的配方

自己明明就有想要完成的事情或夢想，但卻一直不積極，不知為何老是覺得自己一定沒辦法做到，最後這件事情就在沒有付諸行動的情況下結束。下列的配方應該可以恢復內心深處原有的勇氣和自信，幫助我們實現心中的想法。

Recipe 1
賦予心靈開創未來的勇氣

【配方】
・甜橙精油 2 滴
・百里香精油 2 滴
・丁香精油 1 滴

薰香

百里香精油和丁香精油可以提升勇氣和幹勁，而甜橙精油則是可以為內心帶來正面開朗的思緒，請利用此配方培養面對事情的行動力吧。

Recipe 2
賦予心靈邁向夢想的動力

【配方】
・迷迭香精油 3 滴
・橘子精油 2 滴
・茉莉精油 1 滴

精油澡

迷迭香精油可以確立目的導向的想法，而橘子精油和茉莉精油則是可以提升自信和內心的喜悅。此配方散發出的香氣讓人感覺自己一口氣就進入到了夢境中。

另外還推薦各位使用這些精油
・荳蔻　　　效果：提升對人生欲求
・檸檬草　　效果：賦予心靈自信和活力
・羅勒　　　效果：淨化心中的不安並且為心靈帶來自我信賴感

藍色情緒 Recipe for Blue：3

自覺記憶力下降

清晰思緒的配方

要是專注力和記憶力開始退化，就很容易犯下小錯誤，有時候還會導致最重要的幹勁變得低落。遇到這種情形時，要不要試試能賦予頭腦清晰感的配方，看看能不能恢復頭腦原有的敏銳度呢？

Recipe 1

清爽地活化腦部

【配方】＊製作 50ml 芳香噴霧隨身攜帶
· 尤加利精油 4 滴
· 葡萄柚精油 4 滴
· 月桃精油 2 滴
· 無水乙醇 5ml
· 純水 45ml

芳香噴霧

請按照 P.216 的順序將上述材料攪拌均勻。

尤加利精油和月桃精油可以刺激腦部並且提升專注力，再加入葡萄柚精油的清爽感，就形成了此配方的舒爽香氣。感覺思緒好像也變得清晰了。

Recipe 2

冷靜腦袋中的思緒

【配方】
· 薄荷精油 2 滴
· 羅勒精油 2 滴
· 迷迭香精油 2 滴

薰香

此配方是能夠提升記憶力和專注力、為頭腦帶來冷靜思緒的最強配方。此配方的香氣就連為頭痛或偏頭痛所苦的人都很適合試試看。

另外還推薦各位使用這些精油
· 松樹　　效果：強化神經並且提升專注力
· 檸檬　　效果：讓思緒變得清晰
· 百里香　效果：提升專注力、記憶力

藍色情緒 Recipe for Blue：4
無法率直表達心情

表現出真實自己的配方

心中明明就有自己的感受和想法，但卻因為在意周圍的氣氛和對方的反應而說不出口時，或是不知為何無法坦率地表達自己意見時，請利用以下的配方幫助自己放鬆心情，為喉嚨帶來沉穩的流暢語句。

Recipe 1
讓喉嚨放鬆

【配方】＊製作 20ml 按摩油的配方
- 甜橙精油 1 滴
- 白桃木精油 2 滴
- 玫瑰草精油 1 滴
- 基底油 20ml

請將上述原料攪拌均勻，再參考 P.217 ～ 219 內容使用按摩油。

甜橙精油可以為心靈帶來輕鬆感，玫瑰草精油可以賦予內心滿足感，而白桃木精油可以讓呼吸變得輕盈，請利用這三種精油搭配出的配方從胸口輕柔地往頸部按摩。

Recipe 2
讓自己順利告白的香氣

【配方】＊製作 5ml 香水隨身攜帶
- 羅勒精油 2 滴
- 薄荷精油 2 滴
- 奧圖玫瑰精油 3 滴
- 天竺葵精油 3 滴
- 無水乙醇 5ml

請按照 P.215 的順序將上述材料攪拌均勻。

此配方的香氣好像能夠讓人注意到潛藏在胸口深處的溫暖純淨愛情。而羅勒精油則是可以幫助我們敞開心胸、表達自己的情感。

另外還推薦各位使用這些精油

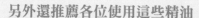

- 快樂鼠尾草　　效果：解放感官並且帶來幸福感
- 茴香　　　　　效果：舒緩緊張同時提高創造性
- 薰衣草　　　　效果：療癒纖細的情感並且促進自我表現

藍色情緒 Recipe for Blue：5
想要直覺變得敏銳

讓第六感變得敏銳的配方

有立刻用腦袋分析思考習慣的人最適合使用能夠活化「感性的腦」右腦的配方。如果能夠更相信自己的直覺，說不定就能毫不猶豫地下判斷並且邁向最適合自己的那條路。

Recipe 1
激發靈感

【配方】
· 尤加利精油 2 滴
· 薄荷精油 2 滴
· 乳香精油 2 滴

精油澡

清新的尤加利精油和薄荷精油可以讓感官變得敏銳，乳香精油的香氣則是能夠讓心靈和神聖的存在互相連結，在泡澡時光中使用這三種精油調配的配方說不定能夠帶來很了不起的靈感喔。

Recipe 2
傾聽內在的聲音

【配方】
· 快樂鼠尾草精油 1 滴
· 迷迭香精油 3 滴
· 烏樟精油 1 滴

薰香

此配方能夠提升洞察力和感性，幫助我們和內心的直覺互相應和。此配方除了做為薰香之外，也很適合閉上眼睛一邊冥想一邊品味它的香氣。

另外還推薦各位使用這些精油
· 羅勒　　　效果：讓感官變得敏銳
· 檸檬　　　效果：讓思緒變的清晰
· 茶樹　　　效果：刺激神經同時提升直覺

紫色情緒 Recipe for Violet：1

總是自己一個人煩惱事情

療癒疲憊心靈的配方

當心中有煩惱時，總是不習慣跟身邊的人訴說，老是把事情放在心裡面，自己一個人在寂寞孤單的狀況下胡思亂想。以下的配方可以療癒這種狀況，幫助我們敞開心胸，讓我們可以向周圍的人求助。

精油澡

Recipe 1
溫暖心靈的香氣

【配方】
· 馬鬱蘭精油 2 滴
· 安息香精油 2 滴
· 花梨木精油 2 滴

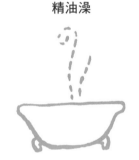

馬鬱蘭精油可以緩和神經的疲憊並且給予心靈安心感，安息香精油和花梨木精油則是能夠用它們的甜蜜香氣讓精神放鬆。要是能利用泡澡方式一邊溫暖身體一邊享受此配方的香氣，心靈應該也會一起跟著放鬆。

另外還推薦各位使用這些精油	
· 乳香	效果：淨化心靈、重振情感
· 檀香	效果：為思考帶來深度冷靜和客觀性
· 快樂鼠尾草	效果：為頭腦帶來清晰思緒和判斷力

Recipe 2
把心靈寄託在溫柔的香氣中

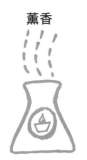

薰香

【配方】
- 薰衣草精油 3 滴
- 羅馬洋甘菊精油 2 滴
- 橙花精油 1 滴

這三種精油調配出的配方具有強力的相乘效果，可以舒緩神經的緊張，為心靈帶來深度的放鬆效果。此配方的香氣給我們的感覺就像是被人溫柔地擁抱住一樣，會讓人有安心又能夠盡情撒嬌的心情。

Recipe 3
一掃頭部的沉重感

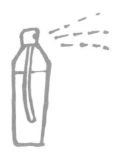

芳香噴霧

【配方】＊製作 50ml 芳香噴霧隨身攜帶
- 薰衣草精油 4 滴
- 薄荷精油 3 滴
- 甜橙精油 3 滴
- 無水乙醇 5ml
- 純水 45ml

請按照 P.216 的順序將上述材料攪拌均勻。

因思慮過度而導致頭痛失眠等症狀時最適合使用此配方。薰衣草精油可以鎮靜頭部的沉重感和疼痛，薄荷精油則是能讓思緒清晰，而甜橙精油可以幫助我們放鬆神經。

紫色情緒 Recipe for Violet：2

因為情緒不穩而覺得空虛

為心靈帶來平衡

突然開始討厭自己本來覺得很喜歡的事情，或是自己對以往感到有熱情的事物不再有幹勁，若是心情的變化像這樣子劇烈起伏時，最適合使用能夠幫助我們找回心靈和諧與安定感的配方。

Recipe 1
穩定情感的起伏

【配方】
· 乳香精油 2 滴
· 天竺葵精油 2 滴
· 玫瑰草精油 2 滴

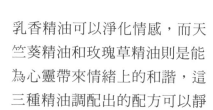
薰香

乳香精油可以淨化情感，而天竺葵精油和玫瑰草精油則是能為心靈帶來情緒上的和諧，這三種精油調配出的配方可以靜靜地安定不穩的心情。

Recipe 2
賦予心靈邁向夢想的支持

【配方】 *製作 50ml 芳香噴霧隨身攜帶
· 馬鬱蘭精油 2 滴
· 月桃精油 2 滴
· 檸檬精油 3 滴
· 佛手柑精油 3 滴
· 無水乙醇 5ml
· 純水 45ml

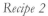
芳香噴霧

請按照 P.216 的順序將上述材料攪拌均勻。

馬鬱蘭精油可以鎮靜情感，佛手柑精油和月桃精油則是能賦予心靈和諧，而檸檬精油則是可以釐清思考。這些精油調配出的配方可以幫助我們冷靜地評估自己的情感。

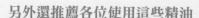

另外還推薦各位使用這些精油

· 雪松　　　　　效果：讓人對自己的意志抱有確信
· 奧圖玫瑰　　　效果：舒緩由情緒不穩所造成的緊張
· 羅馬洋甘菊　　效果：緩和由情緒不穩所導致的憤怒和自我厭惡

紫色情緒 Recipe for Violet：3

無法擺脫失落感和哀傷的情緒

讓人生能夠重新開始的配方

面臨要放開對自己很重要的人、一直從事的工作或是習慣的時候，往往都會伴隨深沉的悲傷和失落感，遇到這種情況時，最適合使用能夠讓自己全盤接受這樣的情感。並且能夠幫助我們重新出發的配方。

Recipe 1
從內心深處療癒自己

【配方】＊製作 20ml 按摩油的配方
· 馬鬱蘭精油 2 滴
· 絲柏精油 1 滴　　　　**按摩**
· 奧圖玫瑰精油 1 滴
· 基底油 20ml

請將上述原料攪拌均勻，再參考 P.217～219 內容使用按摩油。

馬鬱蘭精油和絲柏精油可以安撫療癒心中的悲傷，而奧圖玫瑰精油則是可以用無條件的愛環抱住我們，只要利用這三種精油調配出的按摩油輕柔地按摩胸口附近，就會讓人有溫暖的心情。

Recipe 2
幫助我們邁向未來的香氣

【配方】
· 乳香精油 2 滴
· 絲柏精油 2 滴　　**薰香**
· 含羞草精油 2 滴

乳香精油能夠淨化心中的悲傷和痛苦，絲柏精油則是可以促心靈的再生，而含羞草精油則是能夠為心靈帶來開朗的情緒，這三種精油搭配出來的配方可以在背後推動我們踏出新的腳步。

另外還推薦各位使用這些精油
· 橙花　　　　效果：療癒疲憊的心靈並且使之再生
· 香蜂草　　　效果：把內心從不安和孤獨中解放出來、幫助心靈向前邁進
· 杜松　　　　效果：淨化自暴自棄的心情

無法順應發生在自己身上的變化

幫助自己順應潮流生活下去的配方

當周圍的環境或是自己的價值觀及行動產生變化時，說不定這就是人生轉機即將到來的徵兆。此時要做的事情不是反抗潮流，而是要悠閒地把自己託付在潮流之中好好地享受，以下將介紹能夠幫助我們做到這件事的配方。

Recipe 1

讓心靈變得輕盈柔軟

【配方】＊製作 20ml 按摩油的配方
· 薰衣草精油 2 滴
· 烏樟精油 2 滴
· 沒藥精油 1 滴
· 基底油 20ml

按摩

薰衣草精油和烏樟精油可以為心靈帶來寧靜和悠閒，而沒藥精油可以幫助我們不受干擾地和大地互相連結，混合了這三種精油的配方，好像可以讓我們欣然地接受任何事情。

Recipe 2

正向積極地享受變化

【配方】＊製作 50ml 芳香噴霧隨身攜帶
· 絲柏精油 5 滴
· 雪松精油 2 滴
· 香蜂草 精油 2 滴
· 沒藥精油 1 滴
· 無水乙醇 5ml　· 純水 45ml

芳香噴霧

請按照 P.216 的順序將上述材料攪拌均勻。

絲柏精油可以幫助我們蛻變和再生，而香蜂草精油則是可以把內心的不安轉化成開朗的心境，沒藥精油和雪松精油能夠讓自己沉靜在內心深處。此配方可以幫助我們享受正在轉變的自己。

另外還推薦各位使用這些精油
· 乳香　　　效果：為心靈帶來寧靜感和洞察力
· 天竺葵　　效果：緩和不安感、開朗心情
· 杜松　　　效果：淨化內心的不安和混亂

紫色情緒 Recipe for Violet：5
想要展現出神祕氣息

讓自己變得跟平常不一樣的配方

充滿神秘氣息的香氣好像能夠讓人從一般的日常生活時光中跳躍到其他時空，說不定還能帶出潛藏在你心中的神祕感和小惡魔般的魅力。在想要品嘗非日常生活的感覺時最適合使用以下的配方。

Recipe 1
勾起內心騷動的香氣

【配方】
· 乳香精油 2 滴
· 薰衣草精油 2 滴
· 茴香精油 1 滴

精油澡

薰衣草精油給人溫柔的印象，乳香精油則是為人帶來神聖感，而茴香精油則是會在身體內部引起騷動並且給人增添不可思議的形象。此配方的香氣是只要一聞過就令人永生難忘的香氣。

Recipe 2
女神的香氣

【配方】 ＊製作 5ml 的香水隨身攜帶
· 沒藥精油 2 滴
· 玫瑰草精油 4 滴
· 齒葉睡蓮精油 2 滴
· 含羞草精油 2 滴
· 無水乙醇 5ml

請按照 P.215 的順序將上述材料攪拌均勻。

含羞草和齒葉睡蓮都是顏色、姿態、香氣皆美的花朵，她們的珍貴精華再加上沒藥精油的神祕性以及玫瑰草精油的迷人感覺所搭配出來的配方，帶著給人神聖感覺的香氣。

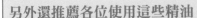

另外還推薦各位使用這些精油
· 烏樟　　效果：甜蜜溫柔又奢華的香氣
· 茉莉　　效果：濃厚性感的花香味
· 廣藿香　效果：能夠讓人感受到寧靜和熱情兩種感覺的香氣

洋紅情緒 Recipe for Magenta：1

因為事情沒有照著期望走而產生強烈失落感

幫助人們放棄無謂堅持進而變得輕鬆的配方

當事情無法照著自己希望的步調進行時，原本的期待感越是強烈就越容易感到失望。若是可以讓自己更順應潮流，並且認為一切的結果對自己都有所助益的話，應該能更輕鬆地過生活。下列的配方正好可以為心靈帶來這樣的輕盈感。

Recipe 1

心靈被清爽的香氣所療癒

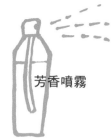

芳香噴霧

【配方】＊製作 50ml 芳香噴霧隨身攜帶

· 花梨木精油 4 滴　　· 月桃精油 2 滴

· 佛手柑精油 4 滴

· 無水乙醇 5ml

· 純水 45ml

請按照 P.216 的順序將上述材料攪拌均勻。

花梨木精油能夠為失落的心情帶來興奮感，而佛手柑精油和月桃精油則是能穩定、平衡內心。此配方的清爽香氣，說不定能幫助人在不知不覺中放開心中的不滿和憤怒。

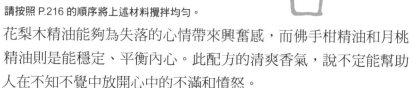

另外還推薦各位使用這些精油

· 薰衣草　　效果：舒緩神經的緊張、鎮定不穩定的情感

· 乳香　　　效果：淨化心靈、重振情感

· 永久花　　效果：一掃鬱積的情感和停滯感

Recipe 2
提升獨立心態的香氣

【配方】
· 茴香精油 1 滴
· 玫瑰草精油 2 滴
· 甜橙精油 2 滴

薰香

茴香精油可以淨化不完全的思緒，而玫瑰草精油可以解放內心的依賴心理和不安定的情感，這兩者的組合應該可以使自己更加獨立，幫助自己變得不再過度期待別人。

Recipe 3
淨化不滿足的思緒

【配方】
· 白桃木精油 2 滴
· 羅馬洋甘菊精油 2 滴
· 葡萄柚精油 2 滴

精油澡

羅馬洋甘菊精油和葡萄柚精油可以在事情沒有照著自己期望走的時候，鎮靜心中對於這種情況的不滿和煩躁，而白桃木精油則是能為心靈帶來純粹感，這三種精油搭配出的香氣彷彿可以將心中的鬱悶感一洗而空。

洋紅情緒 Recipe for Magenta：2
太過在意瑣碎的小事情

為心靈帶來悠閒感的配方

不論是對自己也好、對周圍的人事物也好，總是很在意瑣碎的小細節，不把事情弄到完美就覺得很不舒服，你是不是一直都是這樣子呢？這種時候最適合使用能夠幫助我們敞開心胸、解放心情並且卸下肩膀重擔的配方。

Recipe 1
再次重振心靈

【配方】＊製作 50ml 芳香噴霧隨身攜帶
· 花梨木精油 4 滴
· 乳香精油 3 滴
· 葡萄柚精油 3 滴
· 無水乙醇 5ml
· 純水 45ml

芳香噴霧

請按照 P.216 的順序將上述材料攪拌均勻。

乳香精油能夠淨化心中的過度堅持和懸念，而花梨木精油和葡萄柚精油能夠為心靈帶來放鬆和幸福。可以讓心情變得輕鬆，並且和緩地安定不穩定的心情。

Recipe 2
卸下心靈的禁錮

【配方】
· 橙花精油 2 滴
· 依蘭精油 1 滴
· 雪松精油 2 滴

薰香

依蘭精油可以舒緩緊張感並且為心靈帶來愉悅感，橙花精油則是可以療癒神經的疲憊，而雪松精油可以賦予心靈寧靜，這三種精油調配出的配方可以幫助人們放下肩膀上的重擔、進而享受現在這個當下。

另外還推薦各位使用這些精油
· 杜松　　　效果：淨化內心的不安和混亂
· 薰衣草　　效果：舒緩神經的緊張、鎮定不穩定的情感
· 岩蘭草　　效果：讓心情變得安定、和緩地振奮精神

洋紅情緒 Recipe for Magenta：3

容易責備自己

幫助人們從自責的狀態中解放的配方

發生了意料之外的事情時，或是人際關係變得很緊張時，是不是老是覺得「說不定是我的錯」呢？如果你能夠愛自己、原諒自己、對自己仁慈一點的話，你的心靈就會漸漸放鬆。以下的配方可以幫助你找回純粹的自己。

Recipe 1
感受愛與美與寧靜

【配方】

- 橙花精油 2 滴
- 白桃木精油 2 滴
- 佛手柑精油 2 滴

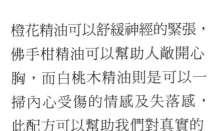

薰香

橙花精油可以舒緩神經的緊張，佛手柑精油可以幫助人敞開心胸，而白桃木精油則是可以一掃內心受傷的情感及失落感，此配方可以幫助我們對真實的自己說OK。

Recipe 2
好好珍惜自己的香氣

【配方】 ＊製作 20ml 按摩油的配方

- 馬鬱蘭精油 2 滴
- 羅馬洋甘菊精油 1 滴
- 奧圖玫瑰精油 1 滴
- 基底油 20ml

按摩

請將上述原料攪拌均勻，再參考 P.217 ～ 219 內容使用按摩油。

馬鬱蘭精油和羅馬洋甘菊精油可以撫慰受傷的心靈，奧圖玫瑰精油則是可以解放內心的自責念頭並且提升自我愛戀。請按摩上胸頸部來療癒自己的身心靈。

另外還推薦各位使用這些精油

- 齒葉睡蓮　　效果：促使人們寬恕自己並且接受自己
- 茉莉　　　　效果：為心靈帶來自信和喜悅的情感
- 快樂鼠尾草　效果：為心理帶來清晰的思緒和判斷力

洋紅情緒 Recipe for Magenta：4

太過沉迷於某些事情而無法看清周圍情況

為內心帶來全方位視野的配方

若是人陷入一整天都只想著有關戀愛、育兒、目前沉迷的嗜好等等，卻覺得其他的事情隨便都好的狀態，就會很容易孕育出依賴心理。下列的配方可以幫助我們擴展視野、提升自覺好讓我們平均地分散能量使用在不同事物上。

Recipe 1
找回內心的冷靜

【配方】＊製作 50ml 芳香噴霧隨身攜帶
· 乳香精油 3 滴
· 薄荷精油 3 滴
· 絲柏精油 4 滴
· 無水乙醇 5ml
· 純水 45ml

芳香噴霧

請按照 P.216 的順序將上述材料攪拌均勻。

乳香精油和薄荷精油可以讓心靈慢慢地冷靜，而絲柏精油則可以開拓我們的視野。這三種精油的組合可以幫助我們從過度的熱忱中清醒過來，並且客觀地評估事情。

Recipe 2
為平凡日常生活找回樂趣

【配方】
· 花梨木精油 2 滴
· 尤加利精油 2 滴
· 檸檬精油 2 滴

精油澡

尤加利精油和檸檬精油可以讓頭腦完全冷靜下來，而花梨木精油則可以讓心情放鬆。此配方可以幫助我們不再拘泥在同一件事情上，而且能帶給我們能夠享受日常生活中所有事物的閒適感。

另外還推薦各位使用這些精油

· 歐白芷	效果：培育獨立自主的意志和自我尊重
· 檀香	效果：淨化執著心理、讓心靈變得清晰
· 苦橙葉	效果：鎮靜興奮並且提升洞察力

洋紅情緒 Recipe for Magenta：5
想要沉浸在冥想狀態

幫助我們面對自己的配方

每個人都需要有一段時間能夠遠離周圍的雜音，甚至自己一個人靜靜地閉上眼睛面對自己的內心。以下的配方應該能幫助我們踏上前往內心深處的旅程。

Recipe 1
有想要祈禱的心情時

【配方】
· 乳香精油 2 滴
· 沒藥精油 2 滴
· 齒葉睡蓮精油 2 滴

薰香

乳香精油和沒藥精油能夠賦予心靈冥想的感覺和沉靜感，而齒葉睡蓮精油則是可以為內心帶來愛和寬容。此配方的香氣會讓人有在教會祈禱時的神聖心情。

Recipe 2
幫助睡眠、舒緩身心

【配方】＊製作 5ml 香水隨身攜帶
· 沒藥精油 1 滴
· 苦橙葉精油 4 滴
· 烏樟精油 3 滴
· 奧圖玫瑰精油 2 滴
· 無水乙醇 5ml

香水

請按照 P.215 的順序將上述材料攪拌均勻。

奧圖玫瑰和烏樟精油可以放鬆疲憊的神經並且溫柔地包圍我們，而沒藥精油和苦橙葉精油則是可以為心靈帶來深層的寧靜，這些精油交織成的香氣應該可以讓我們夢到美麗的夢。

另外還推薦各位使用這些精油
· 檀香　　效果：為心靈帶來有如處在冥想狀態時的深度寧靜
· 橙花　　效果：讓心靈和靈性的意識互相連結

精油索引

國家圖書館出版品預行編目 (CIP) 資料

情緒療癒芳香療法聖經：用心理測驗了解你的潛意識和
人格特質，搭配 176 種精油配方給你最完整的情緒對策
／色映みほ著；徐詠惠翻譯 . -- 初版 . -- 新北市：大樹林，
2015.09　面；　公分 . -- (自然生活；12)
ISBN 978-986-6005-43-5(平裝)
1. 芳香療法 2. 香精油 3. 心靈療法
418.995　　　　　　　　　　　104010390

Natural Life 自然生活 12

情緒療癒芳香療法聖經

用心理測驗了解你的潛意識和人格特質，搭配 176
種精油配方給你最完整的情緒對策

作　者／色映みほ (著)
翻　譯／徐詠惠
編　輯／黃懿慧
校　對／盧化茵
排　版／ April
封面設計／ Baizu Design Co
插　畫／須山奈津希（ p.3~45, p.214~267 ）、みやしたはん
な（ p.47~208 ）

出 版 者／大樹林出版社
營業地址／ 23357 新北市中和區中山路 2 段 530 號 6 樓之 1
通訊地址／ 23586 新北市中和區中正路 872 號 6 樓之 2
　　　　　電話／ (02) 2222-7270　傳真／ (02) 2222-1270
　　　　　E- mail ／ notime.chung@msa.hinet.net
官　　網／ www.gwclass.com
Facebook ／ www.facebook.com/bigtreebook

發 行 人／彭文富
劃撥帳號／ 18746459　戶名／大樹林出版社
總 經 銷／知遠文化事業有限公司
地　　址／新北市深坑區北深路 3 段 155 巷 25 號 5 樓
　　　　　電話／ 02-2664-8800　傳真／ 02-2664-8801
本版印刷／ 2019 年 11 月

微信｜服務窗口

相關課程、商品訊息請掃描

台灣　服務窗口

定價：350 元　　　ISBN／ 978-986-6005-43-5　　　版權所有，翻印必究

◎本書如有缺頁、破損、裝訂錯誤，請寄回本公司更換　　　Printed in Taiwan

大樹林學院
www.gwclass.com

Natural Life 書系

新手入門

史上最簡單！
精油調香聖經

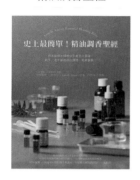

新書簡介

日本銷售第一的
芳香療法聖經

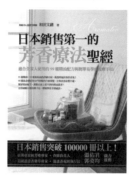

新書簡介

史上最強！
精油配方大全

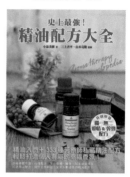

新書簡介

情緒芳療

神聖芳療卡

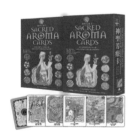

新書簡介

情緒紓壓：
英國巴赫花精療法

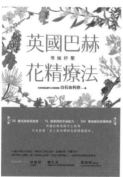

新書簡介

情緒療癒芳香療法聖經

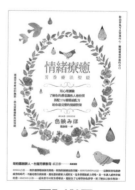

新書簡介

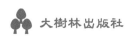
大樹林出版社

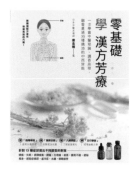
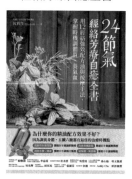

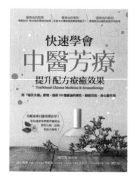

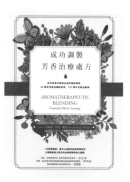

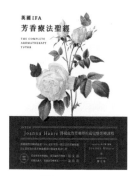